新版・Sleep, Sleep, Sleep

熟睡者《じゅくすいしゃ》

SÖMN, SÖMN, SÖMN

クリスティアン・ベネディクト
ミンナ・トゥーンベリエル
鈴木ファストアーベント理恵［訳］

サンマーク出版

ヨーハン・ハンソン(1964~2018)に捧げる

新版刊行によせて、日本のみなさんへ

「どうしたら一番よく眠れる？」

日本は労働時間が長いことで有名だ。会議、デスクワーク、日々の業務など、次から次へと仕事が舞い込んでくる。その結果、日本人の睡眠時間が他の先進国に比べて短くなるのも想像に難くない。

2018年、ヘルストラッキング技術を搭載したウェアラブルデバイス「手首や腕、頭などに装着するコンピュータ機器」を提供するポラール・エレクトロの日本支社は、同社のウェアラブル心拍計「Polar A370」とスマートウォッチ「Polar M430」の世界中のユーザーの睡眠データを比較した。

それによると、日本の男女の平均睡眠時間は一晩あたり約6時間35分。国際平均と比べて約45分短い。休息を大事にすることで知られるフィンランドと比較すると、ほぼ1時間の差だ。

睡眠不足がもたらす影響は、個人の問題を超えて社会全体に及ぶ。慢性的な睡眠不足は、さまざまな病気のリスクを大きくし、一人ひとりの仕事上のパフォーマンスを低下させるだけでなく、経済全体にも悪影響を与えるのだ。

肥満、2型糖尿病、心血管疾患、脳の老化、認知機能の低下、慢性疼痛などは、睡眠不足の悪影響の一部である。

睡眠「一晩分」の計り知れない効果

ところで、長期的な睡眠不足だけが健康やパフォーマンスに影響を与えるのだろうか？

残念ながら、その答えは「ノー」。**たった一晩の寝不足でも、人間の脳には大きな負担がかかり、アルツハイマー病など、脳の病気の診断で用いられるバイオマーカーの値が上昇する**ことが明らかになっている。

さらに、睡眠が足りていないと、精神的プレッシャーがかかる状況に直面したときに発揮したい認知能力が低下してしまう。

また興味深いことに、睡眠不足の人は知らず知らずのうちに、周囲に「魅力がない」「悲しそう」「（実際よりも）老けている」という印象を与えてしまう。

逆もまたしかりで、睡眠不足のときの脳と十分な休息をとったときの脳では、自分を取り巻く環境や他者についての認識が違ってくる可能性がある。私の大学の研究室の実験でも、わずか一晩の寝不足で、他者に対する関心や信頼が低下することがあるとわかった。

ほかにも、自然のなかで過ごすことは私たちの心身にポジティブな影響を与えるが、睡眠不足だと同じ効果が得られない恐れがある。私たちの研究グループが、自然の風景画像を見たときの反応を調べたところ、必要な睡眠を確保している人とそうでない人では、幸福感に違いがあった。

また、不快な感情を忘れるためには、睡眠のステージのひとつであるレム睡眠（夢を見ている睡眠の時間）が不可欠であることもわかっている。オランダの研究者たちが、カラオケを使った実験で、このことを証明した［カラオケで恥ずかしい経験をした後、妨げられることなく睡眠をとったグループとレム睡眠を中断されたグループのあいだで、羞恥心や苦痛が続く期間の差異を調べた］。さらに、睡眠のもうひとつのステージであるノンレム睡眠で深く質の高い睡眠をとれた日は、恐怖体験に直面したとしてもうまく対処できるようになる。

脳だけでなく、私たちの体全体が睡眠を必要としている。睡眠が不十分だと、体内で食欲ホルモンが多く分泌され、満腹ホルモンの分泌が減少する。実際に睡眠不足状態の脳をスキャンすると、食欲に関する脳領域が活性化し、食欲を抑制する領域の活動が低下している。

それだけではない。心臓と血管は、体中の組織に酸素や栄養を運ぶと同時に体内のゴミ回収機能も担っているが、その役割を果たすためにも夜間の規則正しい睡眠が欠かせない。

これら睡眠がもつ役割の重要性を考えれば、私たちは睡眠のことをもっと気にかけ、その改善に真剣に取り組むべきではないだろうか。

だが、ここでひとつ注意しよう。睡眠の量や質の悪さを非難して、健康やパフォーマンスに与えるネガティブな影響をくどくど説明したところで、睡眠の持続的な解決策にはならない。**日々の生活に簡単に取り入れられて実行できる戦略**を見つけることが必要である。

「太陽光」で睡眠の質を上げる

近年の研究から、私たちの体内では、睡眠と覚醒をはじめ、さまざまな生物学的プロセスがおよそ24時間周期で繰り返されることがわかっている。

朝、目覚めると、目から入る光が脳に信号を送り、一日のスタートに向けて準備を始める時間が来たことを知らせる。反対に、夕方になって周囲が暗くなると、朝とは別の声が、就寝の時間が近づいていることを脳に告げる。

私たちはこの基本原則を受け入れて、**起床後に太陽の光をたっぷり浴びたほうが絶対にいい**。具体的にはどうすればいいのだろう?

日光を浴びる時間を日常生活に組み込むのは、思っている以上に簡単だ。すぐに実行できる方法がいくつかある。

たとえば、職場では自然光が射し込む窓際の席に座ろう。朝のコーヒーや昼食を屋外でとれば、それも太陽の光を浴びるいい機会になる。また、通勤通学にバスや地下鉄を利用する人は、ひとつ前の駅で下車して目的地まで歩くのも一案だ。状況が許すなら、外でミーティングを行うのもいい気分転換になるだろう。

心と体を動かし、さらに規則正しく食事をとることで、体内時計が「今は活動の時間で、まだ眠る時間ではない」と認識することをサポートできるのだ。

一方で、日暮れから深夜にかけては、目や筋肉、そして腸を休ませるのが大切だ。そうすることで私たちの心は、その日の経験を振り返って処理できるようになる。

昼と夜のあいだで、光の量、運動量、食事のパターンに大きな差をつけると、体内時計が睡眠の時間と覚醒の時間を正しく理解してくれる。昼夜のコントラストを意識して、体内時計をより効果的に調整し、睡眠と覚醒の健康的なサイクルをつくりだそう。

ちょっとした変化で、睡眠の質にも、健康や幸福感にも、大きな違いが出てくるのだ。

昼と夜のコントラストをはっきりさせることが、睡眠と長期的な健康、そして寿命にいかに有益か、それを認識することが重要だ。

私の睡眠ラボでの最近の研究でも、昼夜のコントラストを保つことが幸福に著しく影響することを裏づける結果が出ている。

昼夜のコントラストを意識した生活を送り、それを継続するには、根気と忍耐が必要だ。私たちの体、そして体内時計がこの変化に適応するまでには時間がかかるかもしれない。

それでも、長期にわたってメリットが得られると考えれば、睡眠の改善に取り組むことには大きな価値がある。昼夜のメリハリのある生活を習慣づけ、よりよい睡眠、健康、そして長寿という見返りを手に入れよう。

「スマホ」とともにぐっすり眠る

多くの人が必要な睡眠をとるのに苦労する原因によく挙げるのが、寝室でのスマホの使用である。

目から数センチあるいは数十センチ先の小さな画面は、外はまだ明るいという信号を脳に送ってしまう。まるでいつまでも太陽が沈まない夏の長い夜のような錯覚を起こさせる。

スマホから発せられる光は、ベッドに入る前に行っていた活動と相まって、私たちの精神活動を活発にし、リラックスして緊張をほぐすプロセスを妨げる。SNS画面をスクロールしたり、メッセージをチェックしたり、ゲームをしたりすると、脳や神経が興奮し、睡眠に必要なリラックス状態に入るのが難しくなる。そのため、研究者や睡眠の専門家の多くは一貫して、寝室ではスマホを使用しないようアドバイスする。

私もその考えにおおむね賛成だ。ただし、**スマホやそのほかの技術の進歩が、よりよい睡眠のための解決策のひとつになりえる**ことも無視してはならない。

たとえば、消灯後になかなか寝つけずに不安な思いをする人もいる。そういうときにスマホで音楽やポッドキャストを聴くと、気分を落ち着かせてスムーズな入眠へと導くことができる。また、最近の研究では睡眠トラッカーのようなウェアラブルデバイスが睡眠に関する誤解を解くのに役立つことも判明している。自分の睡眠が思っていたよりも良好であることを示すデータを目にしたユーザーは、睡眠をより前向きにとらえられるようになるという。

もうひとつ、世界中で10億人以上が睡眠時の呼吸の問題に悩まされていると推定され、その大半が問題に気づいていないことにも触れておきたい。呼吸パターンを測定する睡眠トラッカーの利用は、睡眠障害の根底にある問題の診断と治療につながる可能性を秘めていて、睡眠と健康の世界のゲームチェンジャーになるのではないかと私は考えている。

つまり、スマホが睡眠に与えるネガティブな影響を明らかにした研究が数多く存在する一方で、スマホが役立つケースもあるということだ。

いずれにしても、スマホの使用が睡眠の質にどう作用するかについては、意識的に注意することが大切だ。健全なバランスを見つけたうえで、健康的な睡眠習慣をサポートするためにテクノロジーを利用すれば、睡眠の質の改善に大いに役立つだろう。


本書では、睡眠が健康や幸福に与える影響に関する最新の知見をわかりやすく、中立的な立場から解説する。睡眠不足が心身のパフォーマンスに与える影響や健康上の不利益についても掘り下げる。

日常生活に簡単に取り入れられる睡眠に関する実用的なヒントやテクニックも紹介する。

睡眠という不思議に満ちた魅力的な世界を探り、睡眠が私たちの生活にもたらす計り知れないインパクトを明らかにすることで、睡眠の質を向上させる知識と実践的な戦略をあなたにお届けしたい。

睡眠の謎を解き明かし、毎日の習慣に小さな変化を加えるだけで、睡眠を著しく改善できる。そんな学びの旅への出発だ。

さあ、睡眠をうまくコントロールして、集中力を高め、エネルギーに満ちた生き生きとした人生の扉を開こう！

ウプサラ大学准教授、神経科学者　クリスティアン・ベネディクト
(Instagram / Twitter : sleep_advocate)

はじめに
睡眠研究者の「今、知っていること」すべて自分の眠りに効かせる

おそらく、誰もが気づいているだろう。ここ数十年、健康ブームの大波が押し寄せていることに。

いつの間にか、「10キロのレースに参加するだけじゃ物足りない」「フルマラソンじゃないと」などと耳にするようになった。

数年前に流行ったのは健康ジュースだ。考えつくかぎりの果物と野菜が、これでもかとジューサーに詰め込まれ、スムージーに姿を変えた。

そしてついに、**「睡眠」**に順番が回ってきた。

仕事で深夜までコンピュータの前で過ごすこと、明け方までパーティを楽しむことがかっこいいとされた時代は、どうやら終わりを迎えたようだ。

声を大にして言いたい。じつにいい傾向だ！

なぜなら**睡眠こそが、私たちに健やかで活力に満ちた生活をプレゼントしてくれる最良の友だから。**

スポーツと健康的な食事も大切だが、安定した睡眠・覚醒リズム、それに睡眠がもたらす休息に注意を払うことは、健康な生活への最初の、そして重要な一歩だ。


本書の狙いは、私たちが睡眠について知りうるすべての興味深い新事実を、あなたと共有することにある。執筆に取り組む間にも、世界中で、睡眠に関する新たな研究が数多く発表された。

睡眠学は、日進月歩の研究分野で、携わる研究者の数も増えつづけている。たとえば、人間の体内時計の仕組みを解明して２０１７年にノーベル生理学・医学賞を受賞した３人のアメリカ人研究者、ジェフリー・ホール、マイケル・ロスバッシュ、マイケル・ヤングもそうだ。彼らの研究によって、私たちの睡眠・覚醒リズムを制御するメカニズムが突き止められた。

「知能」「健康」「感情」は眠り次第

よい睡眠には、すばらしいメリットがある。

健康や朗らかな気持ちにつながるのみならず、2型糖尿病や肥満、認知症、うつ病などの病気の予防効果をもつ。

睡眠は賢さにも影響する。**十分な睡眠をとっている人は、記憶力や集中力、創造的思考力が向上するため、学校や仕事で高い成果を出せる。**

日中にどれだけ時間を費やしても解決できなかった問題の答えを、寝ている間に思いつくこともある。「大事なことは一晩寝かせたほうがいい」とは、よく言ったものだ。

さらに付け加えるなら、質のよい睡眠をとったあとは、自分自身や他者の感情をよりよく理解し、整理分類できるようになる。感情移入スキルや共感力が高まるのだ。

毎晩無料で「とんでもない効果」が手に入る

だが睡眠の最も優れた点は、「無料」ということにつきる。時間さえ不要だ。というのも、余分にとった睡眠は翌日、高いパフォーマンスという形で1000倍になって返ってくるからだ。

しかも、睡眠の改善は簡単に始められる。高級フィットネスクラブも、リゾートホテルも必要ない。**夜、心地よい自分のベッドにもぐり、目を閉じて、夢の国を訪れるだけで十分**だ。

本書を通して、あなたに睡眠に対する前向きな考えをお伝えできれば幸いだ。睡眠は、けっして負担や恐怖心を感じるような類のものではない。とくに、睡眠障害に悩んでいるなら、つらい夜であっても多少なりともリラックスした時間を過ごせるよう、ポジティブな姿勢を保つことが大切だ。

睡眠に「影響しないこと」は何ひとつない

もうひとつ理解してほしいことがある。

私たちの体にとって睡眠とは、ベッドの中でまどろんでいる時間だけを指すのではなく、**じつは24時間労働**なのだ。

睡眠の準備は、朝、目を覚まし、網膜に太陽の光を受け、体内時計に1日が始まるシグナルが発せられたそのときから始まっている。それは、私たちの睡眠・覚醒リズムが、日光や屋外の気温から強い影響を受けるからだ。

その一方で、いつ食事を摂取し、水分を補給し、どの時間帯に運動をするかも重要な役割を果たす。

つまり、「朝のうちに日光を浴び、明るい間に体を動かし、夕食は少量にとどめ、スマホはできるだけ手に取らない」というように、起きている間の睡眠衛生（睡眠に影響を与える生活習慣や行動）に気をつけることで、夜ぐっすりと眠れるようになるはずだ。

睡眠はいわば、覚醒時の行動を映し出す鏡なのである。

奥深く、エキサイティングな睡眠の世界へようこそ。
あなたが私たちと同じぐらいこの世界に魅了されたなら、このうえない喜びだ。

ウプサラ大学　睡眠研究者　クリスティアン・ベネディクト
ジャーナリスト・作家　ミンナ・トゥーンベリエル

熟睡者

CONTENTS

第1部

科学者がそろって「絶対寝るべき」と言う理由

自覚できないが「すごいこと」が起きている

1章
24時間にある「2つ」の世界
眠ってしかできないことが山ほどある

2章

眠りが脳に直効する

浅い眠り・深い眠り、どちらも必要

3章 「体内時計」を完全に味方にする
この「タイムライン」でぐっすり眠れる

4章

「人工の光」が睡眠を破壊する

「デジタル革命」で消えた熟睡

第2部

睡眠の「すごい効果」を全部受け取る

すばらしい「脳効果」を最大化する

5章 眠って「賢者」になる
眠ったほうが知識が残る

6章 夢が「創造性」を開花させる

「一晩寝かせる」は大正解

7章 眠って「感情脳」を整える
レム睡眠に「ストレス」を処理してもらう

8章

「脳細胞」をフレッシュにする

「グリア細胞」に脳を洗ってもらう

第3部

熟眠人

体のすみずみまで熟睡を効かせる

9章

眠って「スリム」になる

「体型」は目を閉じている間に変わる

10章 「免疫力」を強くする
眠りは「がん」さえ遠ざける

11章

「糖」が溜まらない体

「血糖値」へのいい効果がわかった

12章

強靭な心臓

眠って「最重要臓器」を強くする

装丁　井上新八
本文デザイン&DTP　荒井雅美（トモエキコウ）
翻訳協力　株式会社リベル
　下倉亮一
編集協力　株式会社鷗来堂
編集　蓮沼未来＋梅田直希（サンマーク出版）

［　］は訳注を表す。

第1部

科学者がそろって「絶対寝るべき」と言う理由

自覚できないが「すごいこと」が起きている

1章

24時間にある「2つ」の世界

眠ってしかできないことが山ほどある

就寝前、洗面所で歯を磨きながら、今日一日、起こったことを振り返る。

仕事では、難しいプロジェクトに手こずっている。午後は、子どもたちをサッカーの練習に連れて行かないといけなかった。今はベッドで静かに寝ているが、トレーニングのあとでもエネルギーが尽きることはなく、さっきまで激しい枕投げが繰り広げられていた。

目覚まし時計をセットし、ベッドにもぐり込む。目を閉じても、頭の中では思考の回転木馬がグルグルと回りつづける。明日は午後一番に重要な会議とプレゼンがあるが、パワーポイントの資料はまだ完成していない。それから旧友とのランチの約束もある。近況を聞くのが楽しみだ。息子さんは元気だろうか。最後に会ったのはいつだろう。確か、眼鏡をかけることになると言っていたような……。

しだいに頭がぼんやりしてきて、まるで霧の中に沈んでいくようだ。目が覚めているようで、覚めていない。ベッドの中にいるのはわかっているが、頭はもうどこか別のところにある。静寂が訪れる。横になっているはずのベッドからも、寝室からも離れていくような感覚だ。

気がつくと、家族全員で浜辺にいた。季節は真夏、卒業以来会ったことのない小学校時代の先生が隣にいる。先生と一緒に踊っていたら、算数の成績を褒められた。踊りながら実家に移動する。突然先生の姿が見えなくなり、代わりに同僚が登場し踊りだす。あまり好感のもてない人物だ。先日、職場で嫌な思いをさせられたことを思い出し、ここぞとばかりに文句を言ってやった。

「ママ、ママ、起きて！」

会社の同僚と実家にいる場面から再び寝室に戻ってくるまで、しばらく時間がかかった。そしてようやく認識する。呼んでいるのは苦手な同僚ではなく、ベッドにもぐり込もうとしている自分の娘だということを。

自分のことなのに「思い通り」にならない時間

似たようなことを、誰もが一度は経験したはずだ。覚醒状態からまったく別の世界へ移動する。かと思えば、不意に現実に引き戻される。

あらためて考えると、睡眠はじつに奇妙な現象だ。ある瞬間、ここに存在していたと思ったら、次の瞬間にはまるで意識のスイッチが切れたかのような状態になる。眠るのを怖がる子どもがいるのも無理はない。なにしろ睡眠中は、自分自身をコントロールできなくなるのだから。

しかし時がたつにつれて、この奇妙で非現実的な睡眠の世界がごく普通のことだと思えるようになり、恐怖心も消えていく。

誰もが知っているにもかかわらず、そして私たちの人生の大部分を占めるのに、いまだ謎の多い、部分的にしか解明の進んでいない睡眠とはいったいどんな現象なのだろう。

起きているかぎり「刺激」を浴びつづける

睡眠を理解するために、まずはその対極の「覚醒」について考えてみよう。

朝、目を覚ますと、意識の世界への扉が開かれる。私たちは周囲にあるすべてのものを見て、触れて、嗅いで、聞くことができる。空腹感を覚えれば食べ、孤独を感じれば仲間を求める。

覚醒時、体と脳は絶え間なく新しい情報や状況に直面する。たとえば、壁に描かれた毒々しい色の絵が、脳の注意を引きつける。もしくは、ラジオやテレビから流れてくる陰鬱なニュースが、数時間たっても脳裏から離れないことがある。

その一方で、体も覚醒時には多数の新たな刺激にさらされる。たとえば、握手を通して、または愛犬に顔をなめられたときに、体内に入り込み、免疫システムに攻撃を仕掛けるウイルスや細菌がそうだ。

あらゆるものから絶え間なく刺激される

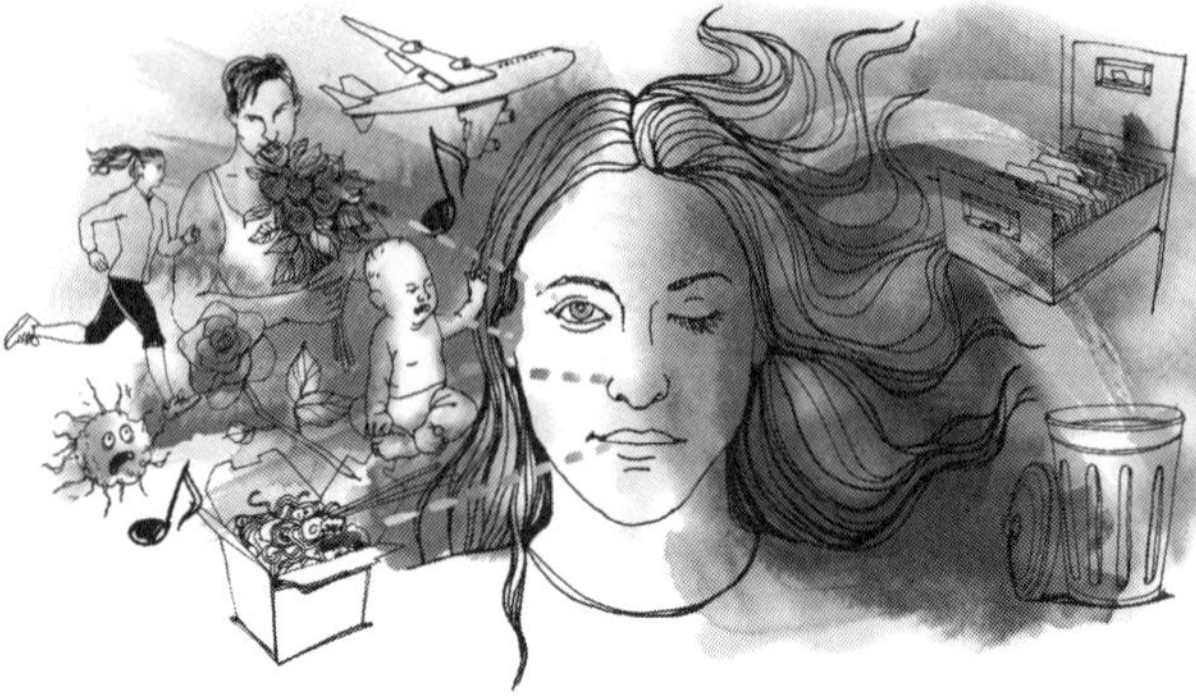

目が覚めている間、人は望もうと望むまいと、つねに情報収集を余儀なくされている。私たちの脳はあらゆる情報を解釈し、周囲の環境と相互作用を繰り返しているのだ。

ただし、意識的な状態からゆっくりと無意識の眠りの世界に移行していくとともに、情報収集能力は低下していく。

そして、瞬間的に意識が戻ったり、短時間の覚醒にときどき中断されたりしながら、私たちは複数の睡眠ステージを駆け抜けていく。

だが、それはなぜなのだろう。私たちはなぜ、1日24時間の間に、2つの異なる世界を生きるのだろうか。

その答えは単純明快で、**覚醒中に長時間働きつづけてきた脳が、睡眠中なら休息をとることができるから**だ。

脳の「ゴミ」は寝て排出

脳は、日中に雨のように降りかかった情報を整理する時間を必要とする。

パソコンのハードディスクのように、脳には、翌日に予定されているプレゼンの内容や、前日に友人の家で食べたおいしいチョコレートケーキのレシピなど、重要だと思われる情報がすべて保存されていく。

逆に、朝ゴミ箱に捨てたものや、帰宅後コートをどこに置いたかなど、取るに足りない情報は整理され、ハードディスクから削除されていく。余分な情報のゴミは捨てなければならない。きたるべき新しい情報のために、脳に空きスペースを確保する必要があるのだ。さもなければ、ハードディスクに負荷がかかってクラッシュする危険性がある。

覚醒時に生じるコストを、睡眠で精算しているようなものだ。

別の言い方をすれば、起きていたいなら、眠らなければならない。

日中に吸収する情報量が多いために、1日が終わる頃には、脳はエネルギーを使い果たしてしまう。あとに残るのは、ゴミとして処理されねばならない残留物や廃棄物だ。

そこで、睡眠中に脳内では清掃プロセスが遂行され、廃棄物が大量に搬出される。

睡眠を十分にとらず、脳内のゴミが除去されないと、脳の老化が早まり、ダメージを受けやすくなる。

長期的に見ると、**重要な神経細胞のつながりが損なわれ、記憶障害や最悪の場合は認知症の発症を引き起こしかねない。**

体のあらゆるところが「再生」する

睡眠で回復するのは脳だけではない。**体のあらゆる器官、たとえば消化器系や循環器系が日中滞りなく機能するためにも、睡眠中の再生は不可欠だ。**

昼間、私たちの体は多くのエネルギーを消費し、細胞のエネルギー工場はフル稼働している。だが睡眠中は組織も休憩をとり、細胞は再生し、必要に応じて修復される。

さらに夜の休息中、私たちの体内では「メラトニン」というホルモンが大量に分泌される。

メラトニンは誤ってプログラムされた細胞を探し当てる働きをもつことが、研究で明らかになっている。睡眠が特定のがんリスクの低減に寄与することが知られるが、その鍵はメラトニンが握っているのかもしれない。

そのうえ、睡眠中は覚醒時に比べ、体が有害な細菌やウイルスにさらされる可能性が圧倒的に少ない。そのため私たちが眠る間、免疫システムは妨げられることなく、体の健康を保つための任務を遂行できるのだ。

7〜9時間眠る人は「有病率」が最も低い

被験者の病気への罹患状況と睡眠時間との関係を調査した研究がある。同調査を通して研究者たちは、**成人では7〜9時間の睡眠をとる場合に有病率が最も低い**ことを突き止めた。

ティーンエイジャーでは少なくとも8時間、学童期では9時間、幼児の場合は約11時間の睡眠をとる場合に有病率が最低となった。実際、大半の人が7〜9時間の睡眠を必要としている。

ただし、研究結果はあくまでも集団単位のもので、個人レベルでは当然それぞれ違いがある。6時間またはそれ以下の睡眠で、健康上の問題を抱えることもなく、満足する人もいる。

彼らはいたって健康そうに見えるが、それはおそらく遺伝子に理由がある。社会やマスコミに、「睡眠時間は7~9時間がベスト、それ以外は不健康だ」と刷り込まれ、不安を感じるショートスリーパーもいる。その結果、何の問題もないのに、自分が睡眠障害に悩まされていると思い込む人まで現れる始末だ。

たんに、睡眠の質がきわめて高い、恵まれた人もいる。これらの人は、夜中に目が覚めることはほとんどなく、きわめて良質な深い睡眠をとれているため、平均より短い睡眠時間でも問題がないのだろう。

強いていうなら、**睡眠の質こそが脳機能と免疫システムの円滑な働きに重要で、健康維持の決め手となる**。そのため、眠りが浅く頻繁に目が覚める人は、質の面での不足を睡眠時間の長さで補わなければならない。

自分に必要な「睡眠時間」のテスト

ちなみに、必要な睡眠時間は自分でテストできる。試すなら、早起きを強いられることのない休暇中が最適だろう。目覚まし時計をセットせずに、何日か心ゆくまで眠ってみるだけだ。そうすれば、体が必要とする睡眠時間がおのずとわかる（過度に長い睡眠を必要とする病気にかかっている場合は除く）。

体が何時間の睡眠を欲したか、睡眠日記をつけてみよう。ただし、週末だけ記録をつけるのでは十分とは言えない。

これは、週末に長く眠ることで数日分の睡眠不足を補う人が多いからで、それでは体に本来必要な睡眠時間を把握するのは難しい。

睡眠不足は「遺伝子」にも影響

睡眠不足を補うといえば、２０１８年の春、専門誌『睡眠研究ジャーナル』にスウェーデンのある研究論文が発表されるやいなや、白熱した議論が交わされた。

同論文の結論は、平日の睡眠時間が推奨されている7〜9時間より短いが、週末に不足分を補えた人は、推奨されている睡眠時間を確保している人と比較して、死亡リスクの上昇は見られないというものだった。

平日に十分な睡眠を確保できなかった場合も、長く眠れる日があれば帳尻を合わせられる――すなわち、このスウェーデンの研究者の見解にもとづけば、ストレスが多く平日にあまりよく眠れなくても、**週末に足りない分を補うことで、睡眠不足の埋め合わせが可能**ということになる。

では、睡眠不足が数日続いたとしても、その後に十分眠れれば健康上のリスクはいっさい生じないのだろうか。脳、体、免疫システムにダメージをまったく与えないのだろうか。

残念ながら、話はそう単純ではない。確かに短期的には不足分の睡眠を補うことで、ブドウ糖の代謝の低下など、睡眠不足により生じた負のプロセスを回復させることはできる。

ところが、**新たな週が始まり、睡眠時間が短くなった途端、糖質代謝は再び睡眠不足の影響を受ける**。重要な認知機能、たとえば反応力などについても同様だ。ひとたび睡眠不足が積み重なると、これらの機能のスムーズな働きを回復させるには、何日もかけて質のよい睡眠を確保していく必要がある。

それどころか、**睡眠不足が短期間続くだけで、遺伝子内にエピジェネティック変異が起こる可能性もある**（体細胞内の重要なプロセスに直接的な変化が生じるということ）。

たった「一晩」の寝不足を甘く見てはいけない

このような変化は代謝にも影響を及ぼす。著者の研究チームが行った実験で、その関係性を初めて証明することができた。

筋肉と脂肪組織のサンプルを採取したところ、**たった一晩十分に睡眠をとらなかっただけで、「クロノ・プロテイン（時計タンパク質）」と呼ばれるタンパク質を作る遺伝子に、エピジェネティック変異が見られた**のだ。

時計タンパク質は、睡眠・覚醒リズムと相まって、代謝や体細胞がもつ多くの機能をコントロールしている。ところが睡眠が十分でないと、時計タンパク質の生産と私たちの24時間のリズムとの間にずれが生じるのだ。

このことは代謝障害につながりかねず、肥満や2型糖尿病といった病気のリスクを高める可能性がある。

もうひとつ付け加えれば、先の『睡眠研究ジャーナル』に発表されたスウェーデンの研究はひとえに、週末の寝だめが死亡率を低下させるか否かに焦点を当てていた点に留意が必要だ。週末の寝だめと罹患率（特定の人口グループにおける病気の発生率）の関係は分析されていない。

高度に発展した医療のおかげで、私たちは今日、病気にかかっても非常に長生きできる。つまり、平日に睡眠時間を削り、週末に十分な睡眠をとる生活を送っていると、早死にはいたらないかもしれないが、ほかの多くの研究で指摘されるように病気になるリスクが高まり、生活の質が低下しかねない。

「生産性」「感情」すべてめちゃくちゃになる

睡眠不足は長期的な悪影響のみならず、短期的にもマイナスの効果をもつ。

たとえば、睡眠を十分にとれなかった日は、学校や仕事でのパフォーマンスが低下する。睡眠不足は、集中力や創造性の欠如、衝動的な反応、記憶力の低下を招くからだ。

加えて、実行機能（感情や思考、行動をコントロールする精神機能。認知制御とも呼ばれる）も損なわれるため、状況を把握し、適切なタイミングに適切な判断をくだすのが困難になる。これは、たとえば運転中、自分自身、そして周囲の人に致命的な結末をもたらしかねない。

これに関連して、睡眠よりも仕事や勉強を優先させる人に悪い知らせがある。

アメリカ・アリゾナ大学医学部の研究で、**睡眠の時間と質の不足は、仕事上の成果であれ家事であれ、つねに生産性の低下をともなう**ことが証明されている。

研究者たちは、不眠症（3か月間、寝つけない・睡眠の途中で覚醒してしまうといった問題が少なくとも週に3回ある状態）の症状が、生産性に極めて強い影響を与えると指摘する。中度から重度の睡眠障害をもつ人では、睡眠に問題のない人に比べ、生産性が107％以上低下することが観察されたのだ。

軽度の睡眠障害を抱える人でさえ、58％のパフォーマンス低下が認められている。

睡眠不足が引き起こすのは、パフォーマンスの低下にとどまらない。**感情面にも影響が出る。**

睡眠が足りないと人は不安を感じやすくなり、衝動的で短気になり、傷つきやすくなる。これらは当然、プライベートや仕事上の関係にも弊害をもたらす。

それに加え、つねに疲れた顔であくびを繰り返し、目の下にクマのある状態で人前に出たなら、相手に与える印象もまるで違ったものになるだろう。

「450億ドル」分の損をしている

睡眠不足の影響は、個人のパフォーマンス低下、健康上の理由による欠勤や欠席の増加にとどまらず、社会全体の損失につながっていること、それも莫大なコストが生じていることはあまり知られていない。

学術誌『スリープ』に発表された研究では、人口2500万人弱のオーストラリアで、2016〜2017年の間に睡眠不足によって生じた総コストが試算されている。**その額なんと、450億ドル（USD）。**

同研究の責任者は、似たような経済構造をもつほかの先進諸国でも同様の傾向が見られるのではないかとの見解を示している。

さらに、世界中で睡眠不足という流行病が蔓延していると述べ、その背景には雇用主からのプレッシャー、家族や友人からの社会的圧力、さらにソーシャルメディアの存在があると指摘する。

まさに、睡眠の価値を認識し、適切に対処すべきときがきている。それは私たち一人ひとりに、そして社会全体にもよい結果をもたらすだろう。

Column 「眠りすぎ」もよくない ——9時間よりたくさん寝る人

睡眠が9時間より多い人は、7～8時間の睡眠をとっている人に比べ、寿命が短いことが複数の研究で確認されている。

睡眠のとりすぎは健康に害を与えるということだろうか？　そうではない。

推奨される睡眠時間よりも長く眠る人は、質の悪い睡眠を補うために追加的な睡眠時間を必要としていることが解明されている。これらの人々は、様々な理由で深い眠りに入るのが難しく、すぐに、または頻繁に目が覚めてしまう。

その原因のひとつには、夜の間に何度も呼吸が停止する「睡眠時無呼吸症候群」が挙げられ、これは体と脳にとって大きなストレスだ（睡眠時無呼吸症候群については12章で詳述）。

とはいえ、残念ながら、質の悪い睡眠は基本的に、長時間眠るだけで埋め合わせできない。睡眠においては、量より質のほうが大切なのだ。

そのうえ、**長く眠る人は、体を動かす時間が少なくなる**。身体活動は、健康的な生活と長寿、そして質のよい睡眠にとってとても重要な要素だ。また、午前中遅くまでベッドから出てこないロングスリーパーは、睡眠・覚醒リズムが崩れるうえ、冬の間は太陽の光を浴びる機会を逃すことになりかねない。日光に当たる時間が少ないと深い眠りに入りにくく、悪循環が始まる。

その一方で、潜在的な、まだ発病に至っていない病気を食い止めようと、体が長時間睡眠を必要としている可能性も考えられる。

たとえば、2型糖尿病の前段階である前糖尿病、または認知障害がはっきりとは現れていないアルツハイマー病の前段階において、長時間睡眠が観察されることがある。

ただし、すべてのロングスリーパーがリスクグループに分類されるわけではない。遺伝的な体質で、睡眠時間が長い人もいる。

2章

眠りが脳に直効する

浅い眠り・深い眠り、どちらも必要

「一晩中夢を見ていて、熟睡できていない気がする」

こんな言葉を耳にするが、睡眠はおもに夢で成り立っていると考えている人が少なくない。

だがけっしてそうではない。夜の間ずっと夢を見ているような印象をもつのは、目を覚ます直前に夢を見ることが多いからだろう。実際には、**睡眠は4つの異なるステージからなり、これらのステージが夜の間に何度も繰り返される。**

各睡眠ステージでは、それぞれ固有の「再生プロセス」が進行する。人は眠ってい

睡眠には「4ステージ」ある

レム睡眠＋3ノンレム睡眠

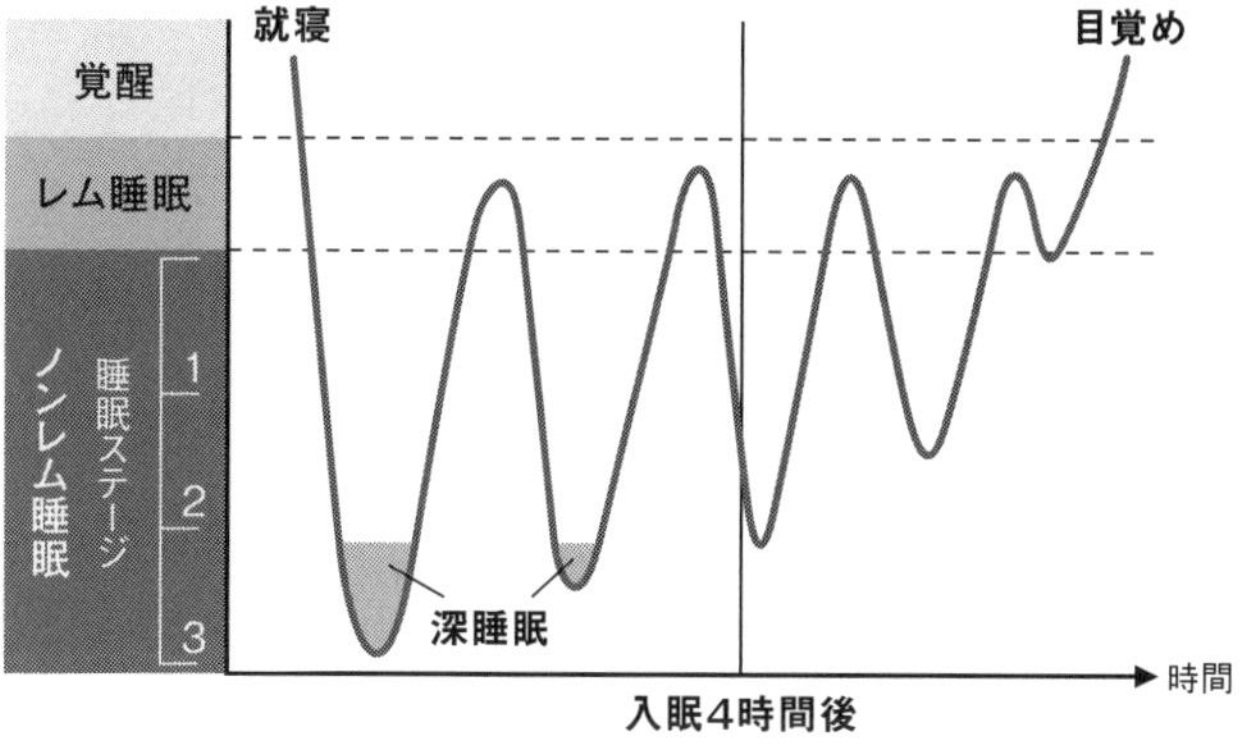

る間、驚異の旅に出るのだ。

睡眠中、私たちの頭の中では何が起きているのだろう?

それでは一緒に、4つの睡眠ステージをめぐる旅に出てみよう。

第1ステージ――覚醒から睡眠へ

夕方。出張先での会議を終え、列車に乗り家に向かっている。何度か電車を乗り換えたあと、ようやく最寄り駅に到着。近所のスーパーに立ち寄り、急いで夕食の買い物をすます。

パートナーと一緒に料理をし、食事を

終えたあとはソファでくつろぎながら、テレビでニュースを見る。あくびが出て、強い疲労感が体中に広がる。テレビの映像がぼやけはじめ、音がどんどん遠くなっていくまで、それほど時間はかからない。

ソファの上でまどろみはじめたあなたに、パートナーがブランケットを掛けてくれる。

■「眠り始め」に体がビクッとする

覚醒状態では、脳は非常に活発に働き、神経細胞同士が異なる周波数で相互に、そして緊密にコミュニケーションをとっている。

この脳の活動は、脳波計で測定できる。眠くなると、脳波、つまり神経細胞間のコミュニケーションは緩慢になり、1秒あたりの振動数が減少する。脳がリラックスしはじめるのだ。横になって目を閉じるとすぐに、脳波の振動数はさらに減っていく。

この最初のステージでは、腕や足が突然ビクッと引きつることがある。それは、入眠すると体の緊張（体の平衡感覚のために不可欠な筋肉の自然な緊張）が弛むためだ。だが、私たちの平衡感覚システムは、脳のほかの領域のようにはすばやく睡眠モードに切り替えられないため、最後まで緊張を元の状態に戻そうとする。それが、入眠時の筋肉の痙攣として現れる。「ジャーキング」と呼ばれる現象だ。

この段階では、「入眠時幻覚」が起こることもある。入眠直後に眠りを妨げられた人の「リアルな夢を見たんだけど……」というような発言は、入眠時幻覚に起因するかもしれない。

以上のような特徴をもつ第1の睡眠ステージは、浅い眠りの前半だ。4つの睡眠ステージのうち最も短く、睡眠全体に占める割合はたった5％。5分ほどすると、2番目の浅い睡眠の段階へと移る。

第2ステージ——貴重な「睡眠紡錘波」が出る

第2ステージが現れる時間は第1ステージよりずっと長く、睡眠全体の50〜60％を占める。「ゆっくりとした脳波」と「睡眠紡錘波」という2種類の脳の活動が特徴的な興味深い睡眠ステージだ。

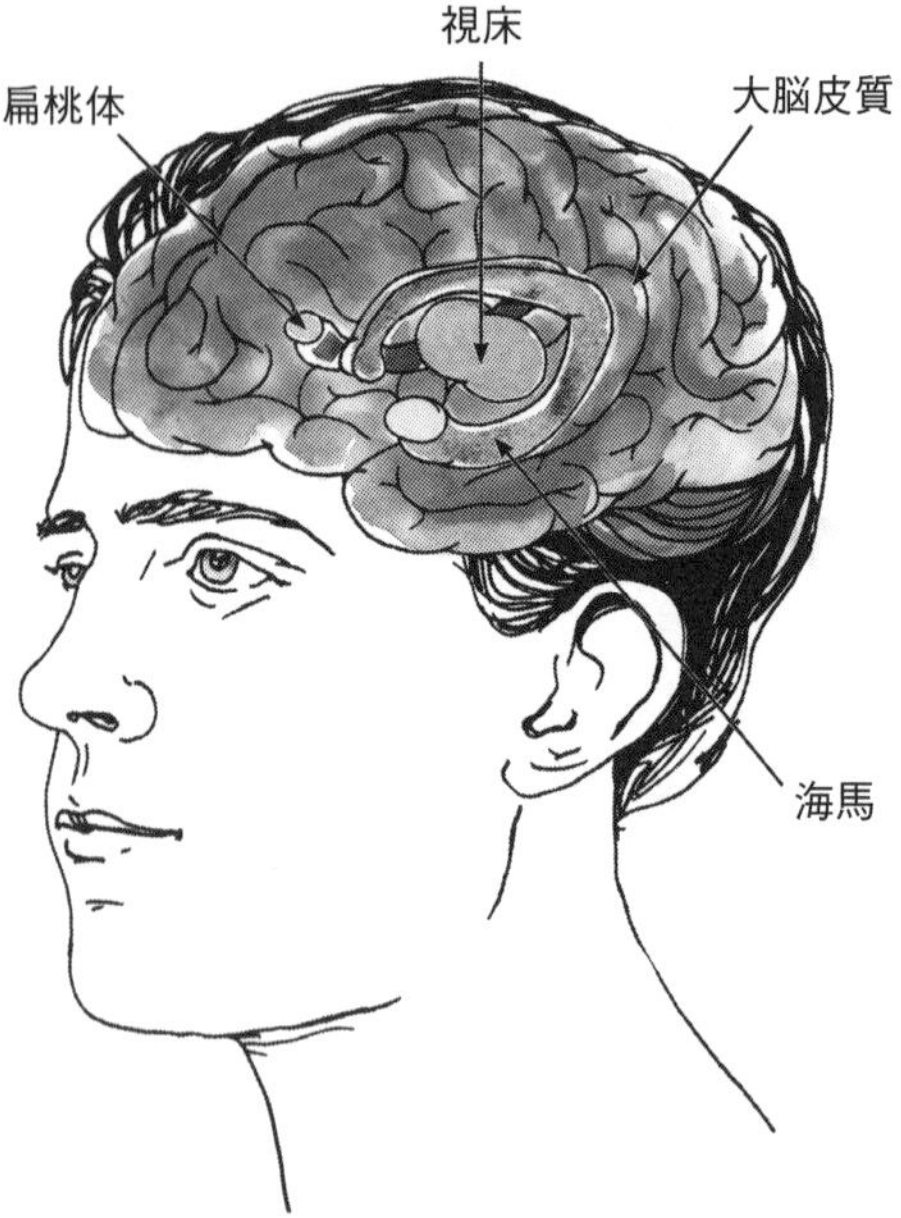

睡眠紡錘波とは、視床から大脳皮質へと送られる非常に速くリズミカルな脳波で、脳内のミクロレベルの現象だ。視床は脳の一領域で、「意識への扉」とも形容される。あらゆる感覚情報（嗅覚を除く）は、視床を経由して大脳皮質へ到達し、そこで分析、分類される。

「運動能力」が伸びる時間

睡眠紡錘波は、1秒間に10〜15の振動数（10〜15ヘルツ）の脳波だ。大脳皮質にはっきりと認識されるような、大きな鋭い

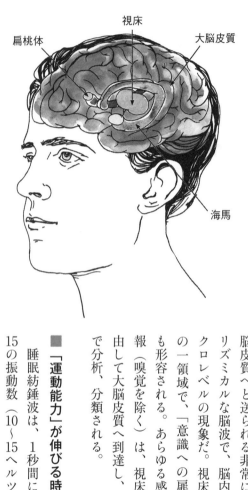

音を想像してほしい。この音が、記憶の定着をうながす。

睡眠紡錘波はこの2番目の睡眠ステージで、運動を制御する大脳皮質の領域で生じることから、大工仕事、ギター演奏、自転車といった特定の活動の習得に関する記憶がとくに固定化される。言い換えれば、**この第2ステージで睡眠紡錘波が多く発生すると、運動能力の発達がうながされる**のだ。

脳が成長段階にあり毎日多くの新しい情報に接する子どもたち、また精神的な活動が活発な人も、眠っている間、睡眠紡錘波が多く出現することが確認されている。

5章で詳しく見るが、睡眠紡錘波は、深い睡眠の間に新たに学習した情報を定着させるうえでも貢献している。高齢者はたいていの場合、若い世代よりも睡眠紡錘波が少ない。それは、睡眠紡錘波を発生させる能力の低下に加え、年を重ねるほど新たな刺激にさらされる機会が少なくなることも原因ではないかと考えられている。

年配の人は、定年あるいは友人やパートナーとの死別などで、社会との接点が減りがちだ。身体的な制約により、若い頃に比べ活動量が低下することもあるだろう。

いずれにしても、睡眠に関しては次のようにいえる。「使う鍬《くわ》は錆びない」

睡眠紡錘波が「外の世界」をとざす

睡眠紡錘波の出現が少ない人は睡眠中に目が覚めやすく、睡眠の質も低い。

じつは睡眠紡錘波にはもうひとつ大事な役割があり、**私たちが途中で覚醒することなく睡眠を維持できるよう働く**。記憶を定着させるための十分な時間と休息を、脳に与えるためと考えられている。

なぜなら、この睡眠ステージの最中にある人を無理に起こすと、記憶の強化と体の回復が妨げられるからだ。

睡眠紡錘波は、質のよい睡眠にどのように寄与しているのだろうか。

ただひたすら視床が、外部からの情報を中継するのではなく、大脳皮質とのコミュニケーションに集中できるように取り計らう。それにより、大脳は邪魔されることなく、記憶の強化に専念できるのだ。

睡眠紡錘波が多いほど、私たちは外部からの情報に反応しなくなり、妨げられずにまとまった睡眠をとれる。すぐに目を覚ましてしまう人は、睡眠紡錘波の出現が少ない。

これは、たとえば睡眠障害に悩む人や、睡眠の問題を併発することが多い統合失調症の人にも当てはまる。また、男性よりも女性のほうに睡眠紡錘波が多く現れることもわかっている。女性は日中の情報を整理するためにより多くのエネルギーを消費し、脳が回復するために連続した睡眠を必要としているためと考えられるが、はっきりとしたことはわかっていない。

「Kコンプレックス」で眠りが続く

睡眠研究の分野では現在、睡眠紡錘波が大きなテーマになっている。睡眠紡錘波が少ない人の脳内に、睡眠紡錘波の出現をうながす技術が開発されるまで、そう長くかからないことを願

Column 「ホワイトノイズ」で子どもの眠気を誘う

手持ちの子守唄をすべて歌い終わり、絵本を5冊読み聞かせ、それでも子どもが寝てくれず途方に暮れるとき、最後の手段を試してもらいたい。それは**「ホワイトノイズ」**だ。

ホワイトノイズとは、子どもに聞かせても害のない、掃除機やドライヤーの音のような一定した雑音（ノイズ）である。ホワイトノイズは、子どもだけでなく、大人の心も安定させるといわれている。

なぜそのような効果があるのだろう。安全に守られていた子宮内で9か月間ずっと聞いていた血液の流れの音を思い出すのではというのが通説だ。それに加え、規則正しい音が、脳の注意を引き覚醒状態へ引き戻す「周囲のほかの音」の影響を和らげると考えられる。

う。睡眠障害に苦しむすべての人にとって、大きな希望となるだろう。

睡眠紡錘波のほかにも、2番目の睡眠ステージにおいて質のよい睡眠に寄与する脳波がもうひとつある。上下に大きく振れる波形が特徴的な、「Kコンプレックス」（K複合波）と呼ばれる脳波である。

Kコンプレックスもまた、外部の刺激から睡眠が妨げられないように働く。たとえば横で寝ているパートナーがいびきをかきはじめると、Kコンプレックスが大脳皮質に「この音には反応しなくていい、眠りつづけて！」とメッセージを伝えるのだ。

第3ステージ——石のように眠り、「回復力」MAX

「泥のように眠る」「石のように眠る」といった表現があるが、これらはおそらく第3の睡眠ステージ、深い眠りを指すものだ。

深い睡眠ステージでは、目覚まし時計が鳴ってもそう簡単には目を覚まさない。まるで非常に狭く、長く、暗いトンネルを通り抜けて、ようやく覚醒状態に辿り着くような感覚を覚える。

深い眠りとは、その名のとおり、脳と体がとりわけ深い休息状態に浸っている段階だ。私たちの体が、最も高い度合いで回復を遂げる睡眠ステージともいえる。

■「ストレスホルモン」が減り、「成長ホルモン」が増える

深い眠りのステージの大半は夜の前半に生じる。

眠りの前半ではコルチゾール(別名ストレスホルモン)の分泌量が最も少なくなる一方、筋肉の増強、成長、そして免疫システムに重要な成長ホルモン「ソマトロピン」が分泌され、私たちの組織は修復、再生されていく。

血圧や心拍数も覚醒時より低下し、心血管系に休息の時間が訪れる。

ほかの睡眠ステージに比べ、深い眠りでは、大脳皮質の神経細胞同士がよりコミュニケーションをとるようになり、また上下に大きく振れる、ゆっくりとした脳波が見られるようになる。この脳波の特徴から、同ステージは「徐波睡眠」とも呼ばれる。

深い睡眠は大脳皮質全体で起こるが、深い睡眠の中でも脳波が1~2ヘルツとなる**最も深い段階は、おもに覚醒時に目立って活発な脳の領域で起こる。**とくに、覚醒時

に集中したり、意思決定をしたり、ストレスを克服したり、新しいことを学んだりする際に絶えず働きつづける前頭葉が挙げられる。

■ここで起きれば「酩酊」状態に

先に述べたとおり、深い眠りの最中にいる人を起こすのは難しい。このステージの途中で起こされると、頭がもうろうとしているように感じ、脳が再び完全に目覚めるまで15分ほどかかる。

「睡眠惰性」「睡眠酩酊」と呼ばれるこの状態は、たとえば夜中に患者の治療で起こされる医師や、消防署に寝泊まりし、緊急時には数分以内に消防車に乗り現場へ向かわねばならない消防士にとっては、じつに困ったことである。

なぜ、深い眠りに入ると、外界からの刺激にあまり反応しなくなるのだろう。

その理由は、視床が大脳皮質をまさにそのような刺激から遮断するからだ。視床は、脳が日中に学び経験したことを邪魔されずに処理できるように見張る、門番のような役割を果たしている。

大脳皮質は、睡眠紡錘波を発する視床とコンタクトをとる（睡眠紡錘波はおもに第2ステージで私たちの運動機能を支える脳の領域に出現するが、深い睡眠中にも生じる）。また、大脳皮質は海馬とも連絡をとる。海馬は、日中に何かを学び、または経験したときに、大脳皮質のどの領域が関係したかを把握している。

海馬はこれらの領域へ、「リップル波」と呼ばれる100〜150ヘルツの脳波のパケットを送る。このような大脳皮質、視床、そして海馬の間の、相互に完璧に調和のとれたコミュニケーション（145ページで詳述）は、長期記憶の構築の重要な前提条件となる。

神経細胞の「つながり」が整理される

深い眠りには、もうひとつ大切な仕事がある。それは、脳の「ハードディスク」の修復だ。

新たに形成された神経細胞の接合（シナプス）のうち、余分なつながりだと分類されたものは除去される。それにより、次の覚醒時にまた新しく物事を学び、処理するために必要な容量を十分に確保できるのだ。

このプロセスは、「シナプスのダウンスケーリング」とも呼ばれる。

「食べる炭水化物」で眠りが変わる

夜の深い睡眠の量は、どのような要因で決まるのだろうか。

仮説のひとつは、読書家、勉強家、そのほか頭をよく使う人は、新たに得た情報を処理できるよう、深い睡眠を多く必要とするというものである。

反対に、ストレスは、コルチゾールの分泌増加をともなうため、深い睡眠の量に悪影響をもたらす。また、カフェインも負の影響を与える。カフェインが、深い睡眠中に現れるゆっくりとした脳波の振れ幅を減縮させる効果をもつことが明らかになっているのだ。結果、深い眠りが浅くなってしまう。

炭水化物の中でも消化吸収の早い単糖類や二糖類、また飽和脂肪酸の割合が高い食事が、バランスのよい食事に比べて深い眠りを浅くすることも知られている。

年配者の中には眠りの浅さに不満をもっている人も多い。実際、高齢者、とくに男性は一般的に眠りが浅い傾向が見られる。

その理由のひとつとして、前頭葉の神経細胞がアミロイドβ（アルツハイマー病に関与すると考えられているタンパク質）によりダメージを受けている可能性がある。その結果、大脳皮質の神経細胞が「麻痺」し、お互いに同期しながら適切なコミュニケーションをとることができなくなり、ゆっくりと調和のとれた脳波を発生させるのに支障をきたすようになるのだ。

「座りすぎ」は睡眠に確実に影響する

それに加えて、歳を重ねるにつれ一般的に運動量が減る。

身体活動はつねに調整や計画、バランスをとるという作業をともなうため、脳にとっても大きな負荷となる。活動的な人は、より多くの情報を収集するだけでなく、脳に課される要求も広範なものとなるため、より長く集中的な深い睡眠が必要になる。

だが、座りっぱなしの状態が続く現代社会では概して、深い睡眠の質は低下し、私たちは朝、目覚めても疲れがとれていないように感じる。

その一方で、年配の人はすでに多くの経験や情報を集め、定着させることができている。

そのため、絶えず新しいことを学び、それを脳内に固定させるのに長く深い睡眠ステージが必要な小さな子どもに比べ、深い睡眠をそれほど必要としないのかもしれない。

「睡眠負債」は覚醒時間が長いほど溜まる

できるかぎり深く眠るにはどうすればよいか。その答えはじつに単純で、**精神的にも、身体的にも活動的であること**だ。

Column 寝ているのに体が動く「夢遊病」

「夢遊病」(睡眠時遊行症) とは、睡眠中に目を覚まさないまま起き上がり、周囲を歩き回る症状を指す。夢遊病は多くの場合、深い睡眠中、体の筋肉の活動がまだブロックされていない段階で起こる。レム睡眠中は、筋肉が麻痺状態となるため、ベッドから出ることはできない。

夢遊病はおもに子どもに見られ、たいてい成人期にはおさまる。

たとえば、友人や親戚と多くの時間を過ごす、新聞や本を読む、クロスワードパズルを解く、長時間散歩し、踊り、走るといったことである。

車は駐車場に置いて、買い物には自転車で行こう。エレベータの代わりに、階段を使おう。夜は、ポテトチップスや甘いもの、エスプレッソに手を出さない。そうすれば、年齢を問わず、深い眠りにつく前提条件を整えられる。

新鮮な空気にたくさん触れるのも大切だ。朝のうちに太陽の光をたっぷり浴びた人は、その夜に質の高い睡眠を享受できることが、研究でも明らかになっている。

別の研究では、一晩の睡眠時間が少ないほど、翌晩の深い睡眠の量が増えることが報告されている。

これは、覚醒中に蓄えたいわゆる「睡眠負債」の穴埋めのために、深い眠りが必要なことを示している。睡眠負債とは睡眠不足以外の何ものでもないが、十分に熟睡し、朝すっきりと目が覚めれば、睡眠負債はゼロである。睡眠負債は起きている時間に連動し、だんだん蓄積されていく。夜更かしした翌朝に早起きをすると、1日の間に蓄積された睡眠負債を夜の間に完済することはできない。

また、質の高い深い睡眠を十分にとれないと、睡眠負債を抱えて次の日をスタートすることになる。

そのため、睡眠の質がともなわないと、たとえ8～9時間眠ったとしても、朝起きたときに疲れが溜まっているように感じるのだ。

9時間以上睡眠をとっている人が7～9時間睡眠の人よりも若くして死亡する主な原因には、深い眠りが十分でない状態が長く続くことにあると推察される。

第4ステージ――外見で「夢を見ているかどうか」わかる

日中はごく普通の生活を送る人が、夜は月へ飛んだり、憧れのスターと結婚したり、子ども時代に戻ったりする。夢は、つねに人々を魅了してきた。

すばらしい夢の途中で目が覚めると、夢の続きを見られたらと願う。ナイフを喉元に突きつけられるような悪夢を見たときは、すべてが夢でよかったと胸をなでおろす。

人が夢を見ているかどうかは、基本的に外見から判断できる。

閉じられたまぶたの下で眼球が活発に動き、起きているようであり、同時に眠っているようにも見える。これは一般に、夢をたくさん見る小さな子どもに顕著だ。

この睡眠ステージは、先述の目の動きから、**「レム睡眠」**（Rapid Eye Movement：REM、急速眼球運動）と呼ばれる。

レム睡眠の割合が大きくなる夜の後半には、血圧の変動が大きくなり、コルチゾール値が上昇し、大脳皮質の一部の活動が著しく増加する。レム睡眠時の眼球の運動にどんな役割があるのかは、まだ十分には解明されていない。夢の中で見ている

Column 夢で「起きる準備」をしている

深い眠りは夜の前半に多く発生し、睡眠の進行とともにしだいに短くなっていく。それに対し、夢を見るレム睡眠の時間は前半が短く、明け方にかけて長くなっていく。

つまり、私たちは一晩中夢を見ているわけではない。夜通し夢を見ていると思っている人も少なくないが、おそらく、夢の途中で目覚めることが多いため、そう感じるのだろう。実際、**夢を見ている間に脳はゆっくりと、起きて現実に戻る準備をする**。目を覚ます直前にとくに多く夢を見るのはこのためだ。

なお、人はほかの睡眠ステージでも夢を見ることがわかっている。ただし、これらの夢は感情的なものよりも、日中に取り組んだ事実（問題の解決や単語の勉強など）に関連することが多い。

映像に対する反応ととらえる研究者もいる。

ほかの研究者は、統制のとれた目の動きが、右脳と左脳間のコミュニケーションをうながし、レム睡眠が創造性にプラスに働くのではないかと考えている（詳しくは6章で）。レム睡眠の最初にときどき見られる筋肉のピクッとした動きを、とくに乳児に関しては、脳と筋肉の間の相互作用を鍛えるための、脳の短いトレーニング・セッションではないかと解釈する研究者もいる。

■「思い出すもの」がランダムに選ばれる

レム睡眠の間、脳は覚醒時と同じように活発に動いている。

レム睡眠の初めには、脳の深部から視床を経由し記憶痕跡（エングラム）の格納場所である大脳皮質に脳波が送られる。ＰＧＯ波（ponto-geniculo-occipital waves）と呼ばれるこの脳波は、大脳皮質の異なる領域の活動をうながし、それにともない様々な記憶内容が活性化される。

しかし、覚醒時やノンレム睡眠時とは異なり、海馬はレム睡眠の間、どの記憶内容を活性化させるかの指揮権をもたない。レム睡眠中の記憶内容の選択は、むしろ偶然に支配される。日中に経験したこと、その中でもとくに、**感情を呼び起こしたものや覚醒時に完全には処理されなかったものが活性化される。**

忘れられていた過去の思い出が呼び起こされることもある。だが、何年もすっかり忘れていたような若い頃の恋の相手がなぜ突然夢に現れるのだろう？　少し前に経験した、その人に結びつく些細な出来事がその背景にあると考えられる。

もしかしたら、その前日、映画館の前に並ぶ人の中に、昔の恋人のお気に入りだったTシャツに似た服を見かけたのかもしれない。もしくは、街中ですれ違った誰かが、昔好きだった人が愛用していた香水と同じ香りをまとっていたのかもしれない。

私たちの夢の一部になる感情の轍《わだち》を敷くには、ほんの小さなことで十分なのだ。

その日「経験したこと」で夢が構成される

私たちの夢はおそらく、その日に経験したことの産物ではないだろうか。

夢は物事を試し、世の中を理解するうえで役立つ「創造的な関連性」を生み出すために活性化される、偶然の記憶痕跡だ。このことは、子どもたち、とくに小さな子どもたちが、たくさん夢を見る理由を説明しうる。夢を見ることは、学んだことや見たことを処理し、整理するうえで役立つのだ。

海馬と同じく理性をつかさどる前頭葉も、普段は外からの情報を処理し、衝動を制御し、合理化する役割を担うが、このステージではどちらかというと受動的である。もしかしたらそのことが、夢が往々にして支離滅裂な原因かもしれない。なにしろ、屋根の上でオオカミに追いかけられたり、壁を通り抜けたりするのだから。

私たちの筋肉がレム睡眠中に麻痺したような状態に置かれるのは、幸運としか言いようがない。レム睡眠中、随意筋は神経刺激を受けないので、夢の内容に反応できない。そのため、夢で見ていることが物理的に実行に移されることはほとんどない。

ところが、いわゆるレム睡眠行動障害に悩む人はレム睡眠中に随意筋が遮断されず、夢の内容に合わせて体が動いてしまう。当然のことながら、これは危険をともなう問題である。

夜中に何度も「覚醒」している

睡眠中は、深い睡眠やレム睡眠といった異なるステージを通り抜けるだけでなく、これらのステージから構成される睡眠サイクルが何度も繰り返される。

ひとつのサイクルは概して90～120分の長さで、ステージ1と2（浅い睡眠）、ステージ3（深い睡眠）、ステージ4（レム睡眠）という4つの睡眠ステージからなる［睡眠の1サイクルは過去、4つのノンレム睡眠ステージとレム睡眠ステージの5つに区分されていたが、2007年に公表された米国睡眠医学会のガイドラインにもとづき、現在では3つのノンレム睡眠ステージとレム睡眠ステージ、合計4ステージに分けられている］。

また、通常私たちは夜の間に何度も目を覚ますが、瞬間的なことなので、翌日にはほとんど覚え

Column 「アルコール」がレム・リバウンドを引き起こし、「悪夢」になる

アルコールを摂取すると、たいてい、通常よりも早く眠りにつける。その一方で、睡眠の前半におけるレム睡眠の時間が減り、いびきをかくリスクが高まる。加えて、汗をかきやすくなり、繰り返し目が覚めたり、睡眠中に呼吸が何度も短く止まったりする可能性もある。

また、アルコールは胸焼けの原因にもなるため、睡眠がさらに損なわれる。体内でアルコールが代謝されると、今度はいわゆる**「レム・リバウンド」**という現象が訪れ、レム睡眠が逆に増える。レム・リバウンド時には、より激しい夢や悪夢をともなうこともある。

ていない。深い睡眠は、夜の初めに長く、しだいに短くなっていく。レム睡眠はまさにその逆で、夜が深まるにつれ長くなっていく。

睡眠ステージは、なぜこのような周期性をもつのだろうか。

浅い睡眠、深い睡眠、そしてレム睡眠から構成される眠りが、一定のパターンにもとづき繰り返される理由については、今のところ科学的に解明されていない。だが、多くの科学者は、このサイクルこそが心身の回復や記憶の定着に寄与しているのだろうと考えている。

なお高齢者では、異なる睡眠ステージがランダムに現れることがよくある。入眠潜時（眠りに入るまでに要する時間）が長く、睡眠紡錘波の量が少なく、（とくに男性の場合）深い睡眠の時間が短く、夜の間に頻繁に目を覚ますのが一般的な傾向だ。

3章

「体内時計」を完全に味方にする

この「タイムライン」でぐっすり眠れる

科学界で近年、驚くほど多くの注目を集めたテーマがある。**私たちの「体内時計」**だ。

2017年には、この現象の仕組みを解明した3人の研究者が、ノーベル生理学・医学賞を受賞した。彼らは、私たちがいつ起き、いつ眠るかを制御する体内時計が、どのように時を刻んでいるかを突き止めた。

魔法のように聞こえるが、じつはとてもシンプルだ。進化の過程で私たちの体は、体内リズムを自然界の昼夜変化のリズムに適応させてきた。食料を手に入れ、外敵から身を守るには、外が明るくて暖かい日中のうちに活動するほうが有利だったのだ。

この昼夜変化のリズムに、私たちの体内時計は調整された。

そしてこの体内時計により、私たちは外が暗く寒い夜は眠り、日中は起きているようにあらかじめプログラムされているのだ。

「時計」どおりに爽快に起床する

スウェーデンで長年愛されている『バムセ』という子ども向けコミックがある。

青い帽子に、青いオーバーオールを着た主人公の子熊バムセには、ミスター・スカールマンという亀の友達がいる。このミスター・スカールマンは、食事と就寝の時間を知らせる時計をつねに携帯し、時計の針にきわめて忠実に行動する。時計が鳴ると、昼寝の時間もしくは食事の時間が始まり、そのほかのことはすべて後回しにされるのだ。

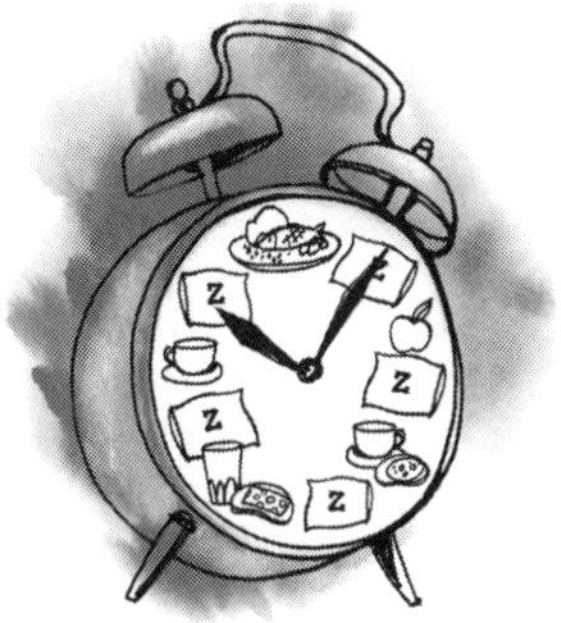

私を含む大半の人とは違って、ミスター・スカールマンは体内時計の声に耳を傾けている。24時間をかけて体内で起こる様々な出来事の進行を調整する、体内時計という名の指揮者が振るタクトから外れることのないように。

もし私たちが、ミスター・スカールマンと同じように行動したなら、誰もがよく眠れて、元気に、そして健康になるにちがいないだろう。

数多くの研究者が、体内時計の研究にその生涯を捧げてきた。なかでも有名なひとりが、スイスで活躍した睡眠研究者アレクサンダー・ボルベリーである。ボルベリーは早くも１９８２年に、睡眠負債と体内時計のモデルを示し、その現象について論述している。

朝、熟睡後に目を覚ました人は充電が完了していて、睡眠負債はゼロだ。覚醒時に人はゆっくりと睡眠負債を蓄積し、起きている時間の分だけ負債は増える。しかし、睡眠負債が溜まっていく間にも、体内時計は私たちに覚醒を維持するよううながし、眠りへの欲求を抑える。

体内時計のおかげで、すでに相当量の睡眠負債を築きあげ、本当は疲れているはずの1日の後半でも私たちはなおエネルギーがあるように感じる。夜の間よく眠れず、睡眠負債を抱えた状態で1日をスタートさせた人でさえ、日中は爽快な気分になる。

それもこれも、体内時計が私たちの体に「いまは目を覚ましている時間だよ」と告げるからだ。

Column 「太陽」のおかげでぐっすり

カリフォルニア大学ロサンゼルス校（UCLA）の研究によると、タンザニアのハッザ族やナミビアのサン族、ボリビアのチマネ族といった狩猟採集時代の生活を続ける民族の平均睡眠時間はわずか5～7時間。それでも、起きたときには十分に休息がとれていると感じ、昼寝することもない。

その理由について研究者たちは、彼らが就寝中に目を覚ますことが少なく、また、深い眠りやレム睡眠にすぐ入れるからではないかと推測している。つまり睡眠の質と効率がよいため、短い睡眠時間でも、十分に疲労を回復できるのだ。**日中、太陽の光の下、野外で活動することが多く、毎日長距離を徒歩で移動するおかげ**と考えられている。

私たちがより長い睡眠を必要とするのは、ハイテク世界に暮らし、タブレットやスマホ、コンピュータ等々にノンストップでさらされている状況に原因があるのかもしれない。

これにも関連するが、重大な問題は、多くの人にとって閉ざされた空間で人工照明の下、長時間座りっぱなしの時間を過ごす現代の生活スタイルにあると思われる。

目は「朝」「夕」光に敏感になる

太陽光は、睡眠・覚醒リズムにとって重要な出発点だ。**外が明るくなり、覚醒の時間が始まったこと、または暗くなり、それが就寝の時間を意味することを私たちの体が認識できるよう、人の目は、とくに朝と夕方、太陽光に敏感に反応する。**

朝、網膜の神経節細胞が太陽の光をキャッチすると、脳内の視交叉上核（左右の視神経が交わる部分のちょうど真上）へと信号が送られる。

「マスタークロック」とも呼ばれる視交叉上核は、人間の体に存在する多くの体内時計のうち唯一、光の信号を受け取り、中継することができる。このマスタークロックは、ほかの体内時計（各細胞に体内時計がある！）に対し「1日が始まるぞ、仕事の開始だ！　体が効率的に動くよう、夜間の休息を終えた代謝、肝臓、腎臓、そのほかの器官が再び正常に機能するように調整してくれ！」とメッセージを送る役割を担う。

マスタークロックは、覚醒状態を制御する脳の領域にも信号を送り、「目を覚ませ、注意を怠るなよ！」と要求する。

このマスタークロックの働きにより、徹夜をして大きな睡眠負債を蓄えていても、次の日、心身が完全に使い物にならない状態に陥らずにすむ。

「太陽の光」が体を目覚めさせる

徹夜明けでも意外と頭がさえ、四六時中うとうとすることなく過ごせるのを不思議に思った経験はないだろうか。

その理由は、太陽の光にある。朝の光が、覚醒を担当する時計のスイッチをオンにするよう体内時計に働きかけるのだ。

マスタークロックはほかにも離れ業をやってのける。メラトニン、コルチゾール、アドレナリンといったホルモンの分泌をうながし、夜には体の温度を下げ、朝になるとまた体温を上げるのだ。

まるで、朝には「さあ、体を動かし、昼間交響曲を演奏する時間だ！」とばかりにタクトを振り、夜になると「演奏は終了だ、休憩しよう」と指示を出すオーケストラの指揮者のようだ。

遅い就寝時間は「電球の発明」によるもの

朝と同様、私たちの目は夕方にも光に敏感に反応する。

体は眠るため、そして脳と体を回復させるために暗い環境を必要とする。現代の問題は、日没後に暗闇と静寂が訪れないこと。**暗さと静けさは、就寝の時間であることを体に知らせる信号だというのに。**

電球が発明されてから100年以上になるが、そのおかげで就寝時間をあとへ、あとへと遅らせることが可能になった。そして、人類の歴史に比べればほんのわずかな時間だが、コンピュータとスマホの登場によって、私たちは24時間絶え間なく連絡を取り合えるようになり、それにともない私たちの行動も大きく変化した。

夜もランプに照らされ、遅くまでコンピュータやスマホの画面の前に座る今日の環境において、就寝時間を認識するのは、私たちの体にとって簡単ではない。

一日中室内にこもり、太陽の光をまったく浴びなかったなら、なおさらだ。光のバランスが崩れ、体が混乱し、昼なのか夜なのかわからなくなってしまう。すると、体は、睡眠ホルモンであるメラトニンをためらいがちに生成するようになる。

それに対し、日中屋外にいた人の体では、疲労を制御する体内時計が「そろそろ眠気を感じ、ベッドに入る時間だ」という信号を受け取る。そして、普段の就寝時間の約2～3時間前になるとメラトニンが分泌される。

タイミングよく眠りにつき、安定した睡眠・覚醒リズムを形成したいなら、日中はできるだけ外で過ごしたほうがいい。それも、できれば目の網膜が光にとくに敏感な朝のうちに。

「天気」で日光を浴びるべき時間が変わる

心身ともによい1日のスタートを切るには、ほかのどの光よりも、太陽の光が適している。それは、私たちが大量の光を必要とするからだ。

晴れている日なら、屋外に「30分」もいれば十分。曇天だと太陽光線が弱いため、同量の光を浴びるには「約1時間」、外で過ごす必要がある。

海辺など終日野外で過ごしたあとに心地よい疲労感を覚えることがあると思うが、それは身体活動のみならず、たっぷり浴びた太陽の光の効果でもある。

日中、外出する機会のない人は、窓のそばに座るようにしたほうがいい。

先頃、著者は研究チームとともに、医学専門誌『睡眠医学』に病院の入院患者に関するレビュー論文を発表した。同論文に取り上げた研究では、**窓から1メートル以内にベッドがある患者は、1メートルより離れた位置にベッドが置かれた患者よりもよく眠れる**という結果が示された。前者は、夜の睡眠時間が

Column 光の強さ

- 快晴の日の光は「10万ルクス（光の照度を測る単位）」。快晴の日は日陰でも照度が「2万ルクス」に達する。
- 曇天の日の光は「1000～2000ルクス」。
- 室内照明は「30ルクス」程度である。
- 光療法用のランプは最大「1万ルクス」の照度を生成する。

まるまる1時間長く、回復も早く、退院までに要する時間も短かった。

これは、睡眠・覚醒リズムを正しく整え健康を強化するうえで、日光がいかに重要かを示している。

「昼光色」照明で日光と同等の効果を得る

もし太陽の光を浴びることが難しいなら、「昼光色ランプ」を設置して問題を解決することができる。

そのようなランプを病院の集中治療室に導入したところ、患者が30分以上長く眠れるようになったことも報告されている。

学校の教室にも、より適切な照明環境を導入すべきではないだろうか。

すべての生徒が窓のそばに座れるように座席を配置するのは難しいかもしれないが、「席順にローテーション方式を取り入れる」「1時間目の授業を屋外の活動で始める」といった施策を講じることは可能だろう。

また、生徒たちの安定した睡眠・覚醒リズムを育み、それにより早寝早起きをうながし、ひいては成績向上につなげていけるよう、教育施設への昼光色ランプの導入も一考に値するのではないか。

「寝室」の温度を下げてぐっすり

夜、いつもの就寝時刻が近くなると、マスタークロックは体に「体温を下げる時間がきたぞ」と伝令を出す。

体温の低下は、体のすべての細胞にある体内時計に、夜が始まって眠りの準備を開始する時間がきたことを知らせる合図となる。

体温が最も下がるのは明け方3〜5時頃で、私たちがよく夢を見ている時間帯だ。その頃の体温はおおむね36度前後で、起床前には体温が再び約37度まで上昇する。

つまり体は、睡眠中にエネルギーを節約し、すべての器官に休息と回復の機会を与えるため、短時間、ある種の冬眠状態に入るのだ。

胃腸は、日中ほど多くの食べ物を消化する必要がないので休憩をとることができる。心臓は、負荷がかかることもなければ大量の酸素を送り出す必要もないため、淡々と仕事をこなせる。代謝速度は総じて低下する。

ところが、脳内はかなり状況が異なる。脳は夜の間も、日中とほとんど変わらない量のエネルギーを必要とするのだ（深い睡眠中は例外で、脳のエネルギー消費量が約10％減少する）。睡眠中は食事をとることができない、つまりエネルギーを蓄えることができないので、体のほかの部分はエネルギーを節約しなければならない。それは、体温を下げることで可能となる。

したがって、**自然な睡眠・覚醒リズムを正しく保つには、就寝前の室内温度を上げすぎないように注意しよう**。寝室の温度は涼しめに保つこと、夏はクーラーをつけ、冬は暖房をきつくしすぎないようにすることが大切だ。

室温と質のよい睡眠の間には関連があることが、研究でも確認されている。

「酸素」がたくさんあったほうがよく眠れる

シフト勤務者の中には、夜の間の睡眠不足を日中に補い、また中途覚醒を回避し、睡眠を継続することに困難を覚える人も多いが、これはなんら不思議なことではない。

とくに、眠る前に太陽光を浴びた場合、体内時計は覚醒状態をプログラムしてしまう。朝は体温も上昇するため、すべての体内時計に「夜は明けた、さあ、活動開始だ！」というシグナルが送られてしまうのだ。体が起きようとしているときに、熟睡するのは難しい。

夜勤シフトで仕事をしている人の睡眠を検証した研究では、レム睡眠の割合が少なく、睡眠がより細分化される傾向が認められている。

では、どうすれば質のよい睡眠をとれるのだろう。

スウェーデンのように高緯度に住む人たちが抱える問題は、冬の暖房シーズンを通し、室温がほぼ24時間一定に保たれていることである。多くの人は寝室も20度に暖める。ところが、最適な睡眠のためには、これでは暖かすぎる。寝室の暖房は、就寝前に弱めたほうがいい。

それと同時に、夜の間、十分な酸素量を確保することも大事になる。複数の研究で、**人は窓を開けたままのほうがよく眠れる**という結果が出ている。寝室のドアを閉じずにおくだけでも、空気の循環が著しく改善されることがわかっている。

手足が温まって「睡眠に合った体温」になる

就寝前に熱いシャワーを浴びたり、バスタブに浸かったりして体温を上昇させることは、基本的にいいアイデアだ（お湯で手足を5分間温めるだけでもよい）。睡眠をうながす効果があり、早く眠りにつくための自然な方法である。

だが待って！　これは先ほどの内容と矛盾していないだろうか。就寝時には室温を体温に合わせて低下させるべきだと書いたばかりだ。

この矛盾は次のように説明できる。

シャワーや湯船で皮膚が温められることで血管が広がり、それにより熱の放射と(快眠の条件である)体の冷却が促進されるのだ。

加えて、就寝直前の手足の皮膚温度の上昇は、脳にとって「体温を下げ、眠りの準備を始める時間がきた」という合図になることも明らかになっている。

食事は「7~19時」の間にすませる

加工食品や外食よりも自分で調理した食事のほうが健康的であること、野菜を多めに摂取することが体によいことは、ほとんどの人が理解している。

だが、「**食事のタイミング**」も私たちの体に大きな影響をもつことを、どれだけの人が認識しているだろうか。

規則正しい時間に食事をとることが、体内時計のリズムを整え、いつ眠り、いつ覚醒すべきかを体に知らせるうえで役立っていることが、研究で証明されている。食事の時間を、体内の腹時計に合わせることで、睡眠・覚醒リズムによい影響を与えることができるのだ。

西洋には「朝は皇帝のように、昼は王子のように、夜は貧者のように食べよ」という昔からの訓話があるが、あながち間違いではない。

朝、目を覚ますと、まず体内の腹時計が騒ぎ出す。体が完全に目を覚まし、活動し、生産的であるには、エネルギー貯蔵庫が再び満たされなくてはならないからだ。

遅い時間に重めの食事をたくさんとると、翌日に備えて休息をとろうとしていた腸は夜勤シフトで働くことを余儀なくされる。腹時計が空腹のシグナルを出していないにもかかわらず食事をとると、体内時計に混乱をもたらすのだ。この状態で横になると胸焼けを起こしかねず、質の悪い睡眠につながる。

7時から17〜19時の間に、規則正しく食事をとる人は、気が向いたときに食べる人よりも、よく眠れることが立証されている。

私たちの食習慣は、過去のそれとは大きく違ったものになっている。

前世代は昼にボリュームのある食事をとり、夜は早い時間にベッドへ入っていたのに対し、今では夕食がメインとなり、しかも多くの人が19時を過ぎてようやくテーブルにつく。

おまけに、夜遅くまでテレビやコンピュータ、スマホの前で、ポテトチップスをつまみ、清涼飲料水を飲み、ポップコーンを頬張る。

自然の生活リズムに戻り、高カロリーの食べ物は1日の早い時間帯に楽しむほうが、私たちの体にはずっとよいはずだ。

「食べたもの」で眠りが変わる

「玉ねぎ」は腸でガスを発生、睡眠の邪魔に

深夜勤務やそのほかの理由によって、夜遅くに食事をとらなければならない人は、せめて食事のバランスに注意しよう。

肉類や脂っこい食べ物は胃の中に長くとどまるため、体は遅くまで働きつづけ、長く起きることを強いられる。玉ねぎや食物繊維を多く摂取する人も、睡眠が妨げられる可能性がある。

これらの食材は腸内にガスを発生させ、腸の夜間の休息が奪われることになる。

■バターやチーズの「飽和脂肪酸」は入眠を妨げる

バター、赤身肉、チーズなどに含まれる「飽和脂肪酸」の過剰摂取は入眠を妨げ、睡眠が断片化する調査結果もある。

それに対し、多価不飽和脂肪酸と一価不飽和脂肪酸（合わせて「不飽和脂肪酸」という）は比較的消化されやすい。地中海地域の人が、夜遅い時間に食事するにもかかわらずよく眠れる理由は、不飽和脂肪酸を多く摂取するためかもしれない。

■「牛乳」でスムーズに眠れる

入眠に役立つ食べ物も存在する。

子どもの頃、就寝前に、もしくはなかなか寝つけないとき、親から「ホットミルク」を飲むよう言われた経験はないだろうか。

これはけっして根拠がないわけではない。**牛乳に含まれる「トリプトファン」というアミノ酸が、睡眠ホルモンであるメラトニンの生成をうながすため、入眠しやすくなるのだ。**

もし当日の夕方に搾られた牛乳を飲めば、牛乳そのものにメラトニンが含まれている可能性もある。牛も夕方にメラトニンを分泌し、これを、ミルクを介して子牛に与えるためだ。

同じことは人の母乳にもいえる。夕方の母乳にはより多くのメラトニンが含まれていて、乳児がよく眠れるように作用すると考えられる。

以上の理由から、コップ1杯の牛乳は、実際に睡眠に役立つ。

ただし、乳糖不耐性の人、または牛乳に含まれる特定のタンパク質にアレルギーをもつ人も多い。その場合、牛乳は膨満感や下痢、消化管内にガスが溜まる鼓腸などを引き起こしかねず、睡眠にも悪影響だ。

■「サワーチェリー」は入眠効果のある果物

メラトニンを多く含み、睡眠導入効果をもつ果物もある。**「サワーチェリー」（酸味の強いサクランボ）**だ。研究によれば、果汁のほうが、新鮮なチェリーよりもメラトニンの濃度が高いという。

もし入眠に問題があるが牛乳が好きでない、もしくはアレルギーがあるという人は、就寝前にサワーチェリーのジュースを試してみてはどうだろうか。

「カフェイン」は体内時計を遅らせる

コーヒーは強い抗酸化作用をもつだけでなく、コーヒーに含まれる「カフェイン」のおかげで眠気や疲労に対しても効果を発揮する。

以前は、カフェインが脳の中の睡眠導入物質（アデノシンなど）の作用を阻害するからだと説明されていた。しかし最近の研究により、カフェインが私たちの体内時計にも影響を与えることが判明している。**就寝時間の数時間前にカフェインを摂取すると、眠気をつかさどる体内時計に顕著な遅れが生じる**のだ。

同研究では被験者に、就寝予定時刻の3時間前に、強いエスプレッソのカフェイン含有量に相当するカフェイン錠剤を服用してもらった。（夕方、外が暗くなってくると分泌量が増加し、体に就寝時刻がきたことを知らせる）メラトニンの値を測定するために、研究者たちは30分おきに被験者の唾液サンプルを採取。その結果、カフェイン錠剤の服用によって、被験者のメラトニン値がピークを迎える時間が通常より約40分遅くなることが確認された。

その後の研究では、被験者は就寝前に3時間、(日中の光に相当する量の)明るい光を浴びた。すると、光の影響でメラトニン分泌のピークに約85分の遅れが見られた。

なお、光とカフェインを組み合わせた実験では、光だけを照射した場合と比べて、メラトニン分泌に特段の遅延は生じなかった。研究者たちはこれについて、光を浴びることですでにメラトニン分泌のタイミングに最大限のずれが生じたためと推測している。

「朝コーヒー」で肝臓のリズムが整う

睡眠と覚醒のリズムは、夕方に強い光を浴びることで遅れ、朝に強い光を受けることで安定するのみならず、お茶やコーヒーの摂取によっても影響を受ける。

朝、カフェイン入りの飲み物を摂取すると、目が覚め、元気になるだけでなく、体内時計のスイッチが入る効果があると考えられている。たとえば、朝のコーヒー1杯に含まれるカフェインは全身の代謝に非常に重要な役割を果たす肝臓の1日のリズムを整えるのに役立つようなのだ。

この点から、朝一番に1杯ないし2杯のコーヒーを飲むことは、体によいといえる。だが、午後の遅い時間にコーヒーなどカフェインが含まれる飲料を味わうと、間もなく日が暮れ、夜も近いということを体が理解できず、心身ともに長くさえた状態になってしまう。

以上の理由によって、コーヒーは敵にも味方にもなりうる。朝は最高の相棒となるが、夜は睡眠泥棒として時計をくるわせる悪役になるのだ。

ただし、飛行機に乗り西へ向かう場合（時間が戻る場合）は、そのかぎりではない。このときばかりは遅い時間の1杯のコーヒーが、到着地での時差ぼけを和らげるうえで役立つかもしれない。

「運動」する時間で朝型になったり夜型になったりする

運動は心臓と筋肉を鍛えるだけでなく、様々な病気を予防し、睡眠・覚醒リズムを安定させ、質のよい睡眠をもたらす。しかし、私たちの体のリズムに適したタイミングでスポーツを行うのがポイントだ。

外が明るいと、マスタークロックはほかのすべての体内時計に、「さあ行くぞ！体をフル稼働させ、栄養を調達する時間だ！」と指令を出す。辺りが暗くなり、就寝時間が近づくと、体は徐々に省エネモードに入り、体温を下げ、眠気を催すようになる。体内リズムが弛緩しはじめ、脳と体中の器官に「回復しなければならない、眠る時間だ！」というシグナルを発する。

以上を踏まえると、**睡眠・覚醒リズムの最適化を図るには、午前中に運動するとよい**。光をたっぷり浴びることができ、それによって、夜、適切な時間に睡眠圧（眠気、眠りへの欲求）を高められる。

また、**7～8時の間、もしくは15～17時の間に持久系のスポーツをすると、光の有無に関係なく、体内時計が朝型へ調整される**ことを示す新たな研究もある。

逆に、19～22時の間にランニングをすると、体内時計が後ろにずれてしまう。

運動中、体内では、ストレスホルモンであるアドレナリンやコルチゾール、さらにドーパミンが分泌される。これらのホルモンは私たちを覚醒させ、集中力を高める一方、入眠を妨げる。さらに運動をすると体温が上昇する。体温が上がると眠りにつきにくくなる。

そのため、発汗がうながされるような運動は、遅くとも就寝3～4時間前には終わらせることを勧めたい。

興味深いことに、睡眠障害に悩まされているスポーツ選手は少なくない。

その理由のひとつは、サッカーなどメディアの注目を集めるスポーツイベントが、たいてい遅い時間帯に開催されるためだろう。また、試合の数日前にはストレスレベルが上昇するため、入眠や睡眠の維持が難しくなるケースもある。

これについては、いわゆる「寝だめ」が役立つことが証明されている。試合の数日または数週間前から、普段よりも長めの睡眠時間を確保することに重きを置こう。試験や重要なミーティングの前、大きな仕事を抱えているときなども、同じような方法が助けになる。

人間の体は「1日2回」眠る設計

昼食後に眠気に襲われ、昼寝をしたいと切実に願う人もいるだろう。実際に舟をこいでしまう人もいるに違いない。それはけっしておかしなことではない。

食べたものを消化するために疲労感を覚えると考えている人が多いようだが、眠気が生じるのは消化のためだけではない。私たちの体は日中、短い休息をとるようにできているのだ。

このとき、体内のマスタークロックは、静かにタクトを振る。その間、集中することと、ないしは起きていることに困難を覚える人は少なくない。たいていの場合、13～15時がこの休息の時間帯にあたるが、このタイミングで午睡をとる人が多いのもきわめて自然なことだ。

眠気に襲われたとき、椅子の背にもたれて少しの間まどろむのは最高だ。昼寝は睡眠・覚醒リズムのごく自然な構成要素で、「私たちの体は本来、1日2回睡眠をとるように設計されていて、連続して7～9時間眠るようにはできていない」と考える研究者も多い。

これらの研究者たちは、人は夜に長くまとまった睡眠を1度だけとるのではなく（いわゆる単相性睡眠）、昼食後に1～2時間、長めの昼寝をしたうえで、夜に数時間の睡眠をとるべきだという前提に立っている。

昼寝は「15分以内」ならプラスになる

北欧諸国のように、冬の日照時間が非常に短い高緯度に暮らす人は、乏しい太陽光という環境に睡眠行動を適応させる必要があったのだろう。冬場、外の明るい時間を最大限に活用するためには、睡眠を夜の間にまとめてとるほうが有利だった。

それでもなお、私たちの体内時計には昼食後の休息がプログラムされていて、昼寝に対する欲求は変わらず存在する。

眠気を催す時間帯を越えると私たちの体内時計は再び覚醒し、夕方から夜にかけて休息モードへ切り替わり、体内に心地よい疲労感が広がっていくまでは心身ともに活発になる。

夜の睡眠不足を補うには昼寝が役立つが、あくまでも、短時間にとどめよう。けっして、睡眠の1サイクルを完了するほど長いものであってはならない。

昼間のカンフル剤として、そして前頭葉に息抜きの時間を与えるうえでも、昼寝は理想的だ。ただしそれは、**15分を超えない**のが条件。さもないと、深い眠りに落ちてしまうリスクがある。

そうすると、夜の深い眠りの時間が減少するデメリットが生じる。ホルモン分泌の観点から、夜の深い睡眠のほうが昼のそれよりも高い疲労回復と再生効果をもつことに留意が必要だ。

「目を閉じる」だけですごい効果がある

日中の仮眠は夜2時間の睡眠より効果的という考えが広まっているが、先ほどの理由から、これは誤りといえる。

昼寝には確かにリフレッシュ効果があるが、これまでの研究でわかっている事実にもとづけば、夜の睡眠がもつ休息と修復という特性は、より高い重要性をもつ。

また、日中の長時間睡眠と死亡率の増加には関連があることが研究で示されている。長い昼寝にともない夜の睡眠の質が低下し、再生のプロセスが十分に遂行されない

Column 「サングラス」は睡眠リズムを乱すか?

前述したように、外が明るくなったことをマスタークロックに知らせるのは、私たちの目の網膜にある神経節細胞だ。

知らせを受け取ったマスタークロックは、体のほかの体内時計に、目を覚ます時間だと教える。太陽光を浴びることは、安定した睡眠・覚醒リズムを築き、夕方のメラトニン分泌のタイミングを調整するうえで大切な役割を果たす。

では、一日中、サングラスをかけていたらどうなるだろう。私たちの目を有害な紫外線から保護してくれるサングラスは、本来、悪いものではない。だが、サングラスによって太陽の光をさえぎった状態でも、網膜は昼間であることを認識できるのだろうか。

答えは「イエス」、夜が始まったと勘違いすることはない。ただしそれは、できれば早朝のうちに最低1時間、サングラスをかけずに太陽の光を浴びておくことが条件になる。

ことがその理由だ。

休息が必要なら、昼寝の代わりに、ヨガや瞑想、散歩をするのもよい。

眠るのではなく、**しばらくの間、たんに目を閉じて過ごすのも悪くない。**目に飛び込んでくる外部情報を遮断することで、脳に休息を与えられ、エネルギー補給のような効果が得られる。

「早朝からベスト」な人はほんの一部

学校が8時に始まり、職場でも朝早く出勤が求められることを、多くの人はひどく不公平に感じている。なぜなら、早朝からパフォーマンスを発揮できるのは、一部の人だけだからだ。

この「ヒバリ」のような朝型人間は、早起きを苦にせず、機嫌よく朗らかに職場や学校に現れる。ほかの大半の夜型人間のパフォーマンスが上がるのは、ずっとあとになってからだ。これらの「フクロウ」たちは、遅めの睡眠・覚醒リズムをもち、自ら進んで朝7時にベッドから抜け出すことなど思いつきもしない。フクロウの体内時計はこの時間まだ動き出しておらず、夜型人間の朝の能率は、ヒバリのそれよりも低いことが明らかになっている。

ヒバリとフクロウでは具体的に何が異なるのだろう?

朝型の人は早起きで、夜は平均よりも早い時間に体内時計が体温の低下やメラトニンの分泌をうながす。それが何時頃に始まるかは朝型人間の間でも様々だが、睡眠圧(眠気)を感じる時間が早いヒバリはベッドにも早く入り、早朝の体温上昇も早いために起床時間も早くなる。

夜型人間は、これと逆のことが起こる。体温の低下とメラトニンの分泌が、平均的な人よりも遅く始まるのだ。必要な量と、相応の質の睡眠を確保するには、フクロウは朝寝坊しなければならない。

だがそれは、私たちの社会では想定されていない。早起きが期待される社会において、睡眠不足に悩む夜型フクロウはけっして少なくない。足りない睡眠を週末に補おうとする人も多いが、月曜日にはまた、たとえ疲れがとれていなくても7時に起床しないといけない生活が始まる。

「光」を手放す

アメリカ・テキサスの研究チームが、都市部に住む被験者グループを対象にある実験を行った。

参加者たちは、懐中電灯、ろうそく、スマホ、そのほか一切のガジェットを携帯することなく、自然の中でキャンプするよう求められた。昼間は太陽の光を浴び、夜は真っ暗になるという、私たちがずっと昔に送っていたような暮らしだ。

実験を通して、朝型人間も夜型人間も、実験前よりも早い時間に入眠するようになった。ヒバリはフクロウより少し早く眠りについたが、両グループの就寝時間に実験前ほど明白な差は認められなかった。

このことは、**人工の光を浴びることなく、自然の光のリズムに合わせて生活したなら、フクロウもヒバリも早く眠りにつく**ことを示している。

この実験とは別に、夜型人間のほうが朝型人間よりも、外からの影響に敏感に反応することが判明している。

フクロウが日中に太陽の光を浴びることなく、窓際に座ることもなく過ごした場合、同じ条件下のヒバリよりも、テレビやスマホといった人工的な光からより強い影響を受けるのだ。

テストは「受ける時間」で成績が変わる

太陽光に似た光であるブルーライトにとくに敏感なグループは、「ティーンエイジャー」だ。

成長するにつれ簡単には睡眠負債が溜まらなくなること、それにともない睡眠圧の発生が遅れることが原因ではないかと考えられている。

子どもの頃は絶えずたくさんの新しい情報に直面し、大きな睡眠負債が蓄積され、それを早く寝ることで解消しなくてはいけなかった。

だが、思春期のティーンエイジャーの脳の時計は時間の刻み方が異なる。10代の若者は夜遅くまで起きていようとし、この時期に夜型人間になっていくことが多い。

ティーンエイジャーの親は、子どもたちに早くベッドに入り、電気を消すよう説得する難しさを、身にしみて感じていることだろう。

だがそれは多くの場合、反抗期だからではない。多くの親が誤って解釈している。

若者たちはたんにまだ眠気を感じていないのだ。それでもやはり翌朝には早起きしなければならない。目覚めとともに、睡眠負債が築かれることになり、これは学校での集中力不足とパフォーマンス低下に直結する。

だからこそ、彼らがきちんと疲れを回復できるよう、週に何度かは十分に睡眠をとらせることが大切

Column 早く眠ったほうが「記憶テスト」がよかった

オランダの研究では、慢性的に睡眠不足にあった若い被験者グループに、3週間の特別睡眠プログラムにしたがって過ごしてもらったところ、睡眠に有意な改善が見られたという。

参加者たちは、たとえば毎日5分早くベッドに入るよう、また週末の夜更かしを避けるよう助言を受けた。早くも2週間後には、被験者グループの入眠潜時は、何の指示もアドバイスも受けていないティーンエイジャーの比較グループより短くなり、睡眠時間も長くなった。

研究者たちはさらに、**よく眠った若者たちのほうが、記憶テストでよい成績を収める**ことを明らかにしている。

だ。この問題を早くから認識し、始業時間を30分遅らせた学校もある。研究結果が示すように、授業の開始を9時半にすることができればベストだ。そうすれば、生徒たちは十分に睡眠をとり、高い成果を出すことができるだろう。

なお8時と11時にテストが実施された場合、**ティーンエイジャーたちは11時のテストのほうが優れた成績を収める**ことが、実験で確認されている。

人間は「朝型→夜型→朝型」の順で成長する

幼児期に睡眠リズムが確立されていくが、私たちはその頃、基本的に朝型人間だ。そのことについては、多くの親から同意を得られるだろう。

思春期になると、体内時計が後ろにずれていく。つまり、ティーンエイジャーが夜遅くまで起きていたがるのは、ごく自然なことなのだ。

しかし体内時計は、女子の場合20歳頃から、男子の場合は21歳頃から再びゆっくりシフトしはじめる。**歳を重ねるにつれ、私たちは少しずつ朝型人間へと回帰していく**

のだ。

これは、加齢にともない脳内に老廃物が蓄積していくことに起因している。そのような老廃物には、アルツハイマー病の発症に決定的な役割を果たし、脳細胞の減少にも関与する「アミロイドβ《ベータ》」がある。

さらに脳内の老廃物は、脳のマスタークロックにも影響を与える。研究によると、このような老廃物が多く沈着する高齢者は大半の場合、睡眠・覚醒リズムに乱れが生じていた。さらに、年齢とともに白内障のリスクが高まるが、それによっても、光を感知することから始まる目とマスタークロック間のコミュニケーションが阻害されるようになる。

睡眠・覚醒リズムの変化に関係するのは、年齢だけではない。生活環境などの外的要因もまた睡眠・覚醒リズムに影響を与え、これはあらゆる年齢層で起こりうる。

たとえば大学生になると、夜更かしし、朝寝坊する自由を手にする。いずれ自分の家族をもつようになると、子どもと一緒に早起きすることを強いられる。

このように、睡眠・覚醒リズムとはつねに内的要因と外的要因の相互作用で形成されるのだ。

「時差ぼけ」で体内時計がカオスになる

異なるタイムゾーンへ旅行したことがある人なら、「時差ぼけ」の経験があるにちがいない。

夜はなかなか寝つけず、真夜中に目が覚め、眠りを維持できない。昼食時にも食欲が湧かず、ランチミーティングでは空腹よりも義務感で食事をとることに。その代わり、夜になると突然空腹に襲われ、朝食時には再び食欲が減退する。そして絶え間なくつきまとう倦怠感……。

タイムゾーンをまたぐことで、私たちの体内ではいったい何が起こるのだろうか。太陽の光を認識し、ほかの体内時計に情報を伝達するマスタークロックは柔軟に、新しいタイムゾーンにすぐに適応できる。

15時にスウェーデンからニューヨークへ飛ぶと想像してほしい。

ニューヨークには現地時刻18時に到着するが、6時間の時差があるため、スウェーデンの自宅はすでに真夜中だ。（日本発着のケースは巻末参照）

マスタークロックは、ニューヨークが明るいことに気づき、ほかの体内時計に「ここはまだ明るいぞ、起きててきぱき働け！」と信号を送る。

しかし、ほかの体内時計が新たなタイムゾーンに順応する速度はまちまちだ。肝臓の体内時計がまだスウェーデンにいるつもりで、間もなく夜モードに切り替える必要があると感じている一方で、腸の時計はもう少し針を進めていて、スウェーデン〜ニューヨーク間ならおそらくイギリスのタイムゾーン辺りに達している、といった具合だ。

体内のこのような状況が器官の間のチームワークに

Column 「朝型」と「夜型」がいる理由

なぜ異なる睡眠タイプ、つまり朝型の人と夜型の人が存在するのだろう。なぜ私たちは皆、同じように設計されていないのだろう。そのほうが社会にとって、ずっと効率的では？

火を絶やさないことが生存を左右した石器時代に思いを馳せれば、両方のグループに存在意義がある。火を守るには、早起きを得意とする人と、夜更かしをものともしない人の双方が必要となる。それによって、ひとつの集団の中で昼夜を通しつねに誰かが、周囲に危険がないか、そして火が絶えることのないよう、監視を続けられたのだ。

混乱をもたらし、その結果、代謝障害や疲労が生じることは、想像に難くない。

「東への旅」は西よりきつい

たとえると、マスタークロックは、臨機応変なオーケストラの指揮者だ。

メンバーに「コンサートホールに残り、演奏を続けて。まだ仕事じまいには早いよ！」と指示を送る。オーケストラのメンバーたちはそれに同意するものの意気込みは様々で、皆が再び流れに乗り、一致協力していつものテンポで演奏できるようになるまでにはある程度の時間が必要だ。それは、器官ごとに、新たな状況への適応力が異なるためである。

ピアニストが再びリズムを取り戻すまでに時間がかかるのに対し、トランペット奏者はそれほど多くの時間を必要とせず、第一バイオリンは切り替えが早い、といった感じだ。

結果、指揮者の振るタクトから逸脱した、ひどく調和のとれない演奏になっていく。

「時差」で体内時間はめちゃくちゃに

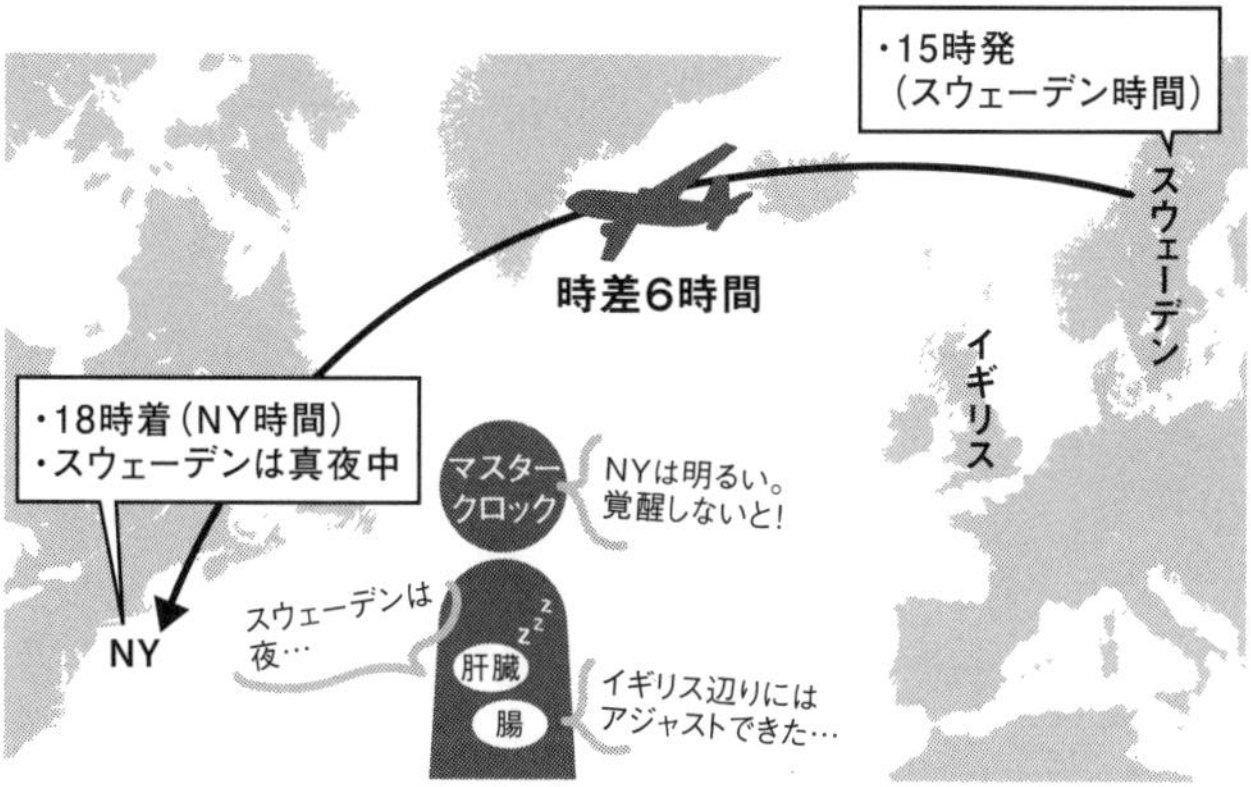

では、ほかのタイムゾーンへ旅行するときは、どうすれば体内時計の準備をうながせるだろう？

西へ向かう場合は、旅行の数日前は太陽の光を避け、その代わり夕方に太陽光に似たブルーライトをたくさん浴びるといい。ジョギングの時間も夕方以降へ遅らせよう。

そうすることで、睡眠・覚醒リズムが後ろ倒しになり、ニューヨークでの生活に向けた準備が整う。

夕食の時間を徐々に遅らせるのも賢いやり方だ。ニューヨークでのディナーの時間との差が縮まる。

帰途はその逆をすればよい。夕食の時間を早め、夜はスマホや不要な光を避け、とくに朝のうちに太陽の光をたくさん浴びる。

ただし私たち人間にとって、体内時計の針を前に進める（東へ飛ぶ）のは、自分の体内時計より後ろの生活リズムに適応させる（西へ飛ぶ）よりも難しい。

東へ向かって出発するときは、到着に際し、マスタークロックが新たなタイムゾーンと同期を図るのに必要な、光を浴びる時間が残されていない場合が多い。

一般に、新たなタイムゾーンに移動し、睡眠・覚醒リズムが完全に一致するまでに、西へ向かう旅ではひとつのタイムゾーンごとに1日、東へ向かう旅では1日半かかるといわれている。

すなわち、スウェーデンからイギリスへ移動する場合は、西側にタイムゾーンひとつ分、1時間時計が巻き戻され、睡眠・覚醒リズムが整うまでには1日を要する。そして、イギリスからスウェーデンへ戻るときには、リズムを取り戻すまでに1日半かかる計算だ。

西へ向かう旅では、夜型人間が有利だ。リズムがそもそも後ろにずれているので、新しい睡眠・覚醒リズムに比較的早く適応できる。

このメリットは当然のことながら、東へ向かう旅ではデメリットになる。夜型人間の睡眠・覚醒リズムと現地時間との差が、朝型人間のそれよりも大きいからだ。もともと早く眠ることが得意な朝型人間とは異なり、フクロウはなかなか寝つくことができなくなる。

薬局の「メラトニン」は眠り薬ではない

時差ぼけを速やかに克服できるというメラトニンのサプリメントが世界中で、とくに異なるタイムゾーンを頻繁に行き来するビジネスパーソンの間で話題となっている。

たとえばニューヨークを発《た》って、22時にスウェーデンに到着した人の感覚はようやく16時になったばかりで、眠るにはまだ睡眠圧が足りない。

たしかにメラトニンを摂取することで眠気を強めることはできる。だがそれで、睡眠の質がよくなるわけではない。メラトニンは、睡眠のタイミングをコントロールするが、睡眠の質を改善するホルモンという意味での「睡眠ホルモン」ではない。いわば、寝室への扉を開き、「ベッドへ入れ」と命令するホルモンなのだ。

したがって、メラトニンの摂取が時差ぼけの解消に役立つというのは、体に睡眠への準備をうながすことを指すのであって、いつも以上に質のよい睡眠を得られるわけではない。

アメリカでは、メラトニンが薬局やスーパーでも販売されている。スウェーデンではメラトニンを入手するには医師からの処方箋が必要だが、そのほうがよい。なぜなら、メラトニンの長期服用が、私たちの体にどのような影響を与えるかについてはまだ議論されている段階で、研究者の間でも見解が一致していないからである。

全人口の30%は遺伝的要因により、体細胞内のメラトニン受容体がメラトニンに対してとくに強く反応する。このような反応は、膵臓から分泌されるインスリン量の減少につながる。インスリンは、血液中のブドウ糖を筋肉組織や脂肪組織などに輸送するうえで重要な役割を担っている。

これらの人々がメラトニンを摂取すると、インスリンの分泌量が減少し、高血糖症になりかねない。メラトニンのサプリメントは、とくに同時に炭水化物を多く摂取した場合、体に負荷を与える可能性がある。

その一方で、夕方の定期的なメラトニン摂取が欠かせない状況もある。目の見えない人、その中でも光をまったく感知できない人は、安定した睡眠・覚醒リズムを築くために、メラトニンの服用が必要となる。

さらにメラトニンを光と併用することで、たとえば、うつ病、統合失調症、自閉症、ＡＤＨＤなど、睡眠・覚醒リズムの問題と関連する病気治療に効果があるのではないかと考えられている。

だが、副作用や長期的な影響に関するさらなる研究を待たずに、メラトニン摂取を推奨するのは時期尚早といえる。

「週末」に体内時計が時差ぼけ並みにくるう

時差ぼけになるのに、必ずしもタイムゾーンを越える必要はない。

自宅にいても時差ぼけに似た症状に襲われることがあり、これは**「社会的時差ぼけ（ソーシャル・ジェットラグ）」**と呼ばれる。

社会的時差ぼけはどのようにして起こるのだろうか。

例を挙げよう。

いまは金曜日の夕方。待ちに待った週末だ。子どもたちと一緒にテレビの前に座り、ポテトチップスと仕事後の1杯を楽しもう。2杯かもしれない。いや3杯だ。ストレスの多い1週間だった。睡眠を削って働いたあとの当然の権利だ。土曜日は朝寝坊できるから、いつもの就寝時間よりも数時間遅く布団に入る。アルコールを飲んだあとは、すぐに眠りにつくことができる。

ところが夜の間、アルコールはその本性を現す。アルコールは本物の睡眠キラーだ。レム睡眠にしっかり入ることができず、睡眠は細分化され、頻繁に目が覚める。**アルコールはときに睡眠時無呼吸症候群の引き金にもなる。**眠っている間に短時間、何度も呼吸が止まることは、体にとってストレス以外のなにものでもない。体にとって、これはいわば非常事態だ。呼吸が停止している間になんとか体内に十分な酸素を供給しようと力のかぎりを振り絞る。休息とは程遠い状態だ。

そうこうするうちに土曜日の朝を迎え、子どもたちがあなたを起こそうと騒ぎはじめる。寝させてくれと、布団を頭の上まで引っ張る。8～9時間は寝たはずなのに、睡眠の質が悪いがために、体には疲労が残ったまま。

そして夕方。せっかくの週末だから、おいしい料理とワインを1～2杯堪能しよう。またしても就寝時間が遅くなり、睡眠の質も前夜と似たり寄ったりだ。日曜日の夕方には、睡眠・覚醒リズムがすっかりずれている。

月曜日の朝にすっきりと目覚められるはずの時間に入眠することは、もはやかなわない。目の下にクマができた状態で起床し、仕事中に居眠りをしないようコーヒーをガブ飲みする。診断結果は、社会的時差ぼけ。体内時計は混乱をきたし、不協和音がこだましている。

ティーンは「平均4時間」週末にずれる

この現象はとくにティーンエイジャーの間で広まっている。

スウェーデンのある研究によると、ティーンエイジャーの睡眠・覚醒リズムは**週末に平均4時間くるう**という。これは、彼らの体内時計が正しい軌道に戻るのは、次の木曜日であることを意味している。だが木曜日にはすでに次の週末、つまり次の社会的時差ぼけが目前に迫っているのだ。

学校や仕事でのパフォーマンスを鑑みれば、このような行動がけっして褒められたものでないのは明らかだ。十分なレム睡眠と深い睡眠なくしては、私たちの体は完全に回復できず、それは注意力の欠如や生産性の低下につながる。

ちなみに、朝型人間はこの点では多少有利だ。朝型人間は、夜いつもの時間に眠りたいという欲求が比較的強いことから、社会的時差ぼけになりにくい。

体内時計は「季節の変わり目」に調節が要る

日が短くなり、木々も葉を落とすようになると、気分の落ち込みを感じる人が多い。診断名は、「季節性うつ病」もしくは「冬季うつ」。北欧ではとくに頻繁に見られるが、ヨーロッパの南部で冬季うつに悩まされる人は稀である。

繰り返しになるが、太陽の光と温度は、私たちの睡眠・覚醒リズムに大きな影響を与える。**気温と日照時間が変化する季節の変わり目が訪れるたびに、体内時計は適応を迫られる**のだ。「季節性時差ぼけ」と呼んでもよいだろう。

大半の人は、季節の変化にうまく順応でき、問題なく生活を送ることができる。この順応は、エピジェネティクス、すなわち外部環境の影響にもとづく遺伝コードの変化により生じたと考えられ、次世代に継承される。

その一方で、日照時間の減少にうまく対応できない人も多く存在する。低緯度の暖かい地域から移り住んだために、子どもの頃から北欧の気候に慣れ親しんでいない人だけではない。何世代にもわたって北欧に暮らす人々も冬季うつに悩まされている。彼らがたとえば季節の変化がそれほど顕著でないポルトガルで暮らしたなら、症状がまったく出ないか、少なくとも軽症化するだろう。

冬季うつの症状をもつ人は、外的要因に睡眠・覚醒リズムをうまく適応させることができず、そのために熟睡できないことが多い。

夏と冬で「起床時間」が変わる

スカンジナビア人は、もうひとつ別の問題を抱えている。

北欧では夏の間ほとんど暗くならないため、人々は夜遅くまで起きているようになり、睡眠時間が短くなるだけでなく、睡眠の質も低下する。

そのような条件下でも、睡眠・覚醒リズムを安定させ、夜に睡眠圧を高めるためには、夏の間、屋外で多くの時間を過ごし、太陽の光を浴びてほしい。加えて、外の光が睡眠を阻害することのないよう、白夜の季節にも寝室を暗く保つことがとくに重要だ。

フィンランド自治領オーランド諸島にあるサマー歴史地球物理学研究所と著者の研究チームは、人間が睡眠・覚醒リズムを季節に適応させていたことを示す、おそらく初の記録証拠を発見した。

スウェーデンの天文学者オーロフ・ヒオッテルが1746年12月から1747年11月の間にウプサラ大学で収集した地磁気データから推測される起床および就寝時刻を分析したのだ。

それによって、北緯60度におけるヒオッテルの睡眠習慣について次のような結論を導き出すことができた。夏季の睡眠時間（5〜5時間半）は、冬季の睡眠時間（8時間半〜9時間）よりも明らかに短かったのだ。

この差はほぼすべて、ヒオッテルが真夏の間、冬よりも3時間半〜4時間早く起きていたことによって生じている。真冬の起床時間は7時30分だったが、真夏のそれは3時50分だったのだ。

多少のずれはあるものの、**起床時間は日の出時刻の変化に連動していた。**

睡眠は「起きている時間にしたこと」でできる

本章で述べたように、睡眠・覚醒リズムは日光と温度の影響を強く受ける。また、食事の内容や時間帯、そして運動するタイミングにも左右される。そのため、良質な睡眠衛生に注意を払うこと、つまり、睡眠にプラスに働く習慣を身につけることが大切だ。

たとえば、朝のうちに外へ出て日光を浴び、明るいうちに運動し、夕食は少量にとどめ、夜はスマホやコンピュータを遠ざけるなど、日中、起きている間に安定した睡眠・覚醒リズムに資する行動をとることで、夜ぐっすりと眠れるようになるのだ。

質のよい睡眠の合言葉は**「タイミング」**だ。

コーヒーには肯定的な効果があるが、それは朝だけの話で、夜は飲まないほうがいい。

スポーツも同様で、夜遅い時間のトレーニングは、睡眠・覚醒リズムと睡眠の質に悪影響を与え、結果的に心身の健康にも負の作用を及ぼす。

つまり睡眠とは、丸一日、24時間の行動の産物なのである。だからこそ、覚醒時の睡眠衛生に気をつければ、質のよい睡眠を手に入れることが可能になるのだ。

体内時計を「自分」で調節する方法

①外に出て、日光を浴びよう。体内時計はとりわけ朝に敏感に光に反応するため、時間帯は早ければ早いほどいい。晴れた日なら30分も屋外にいれば十分だ。曇りの日は、光の照度が弱いため、外で過ごす時間を長めにとろう。
②外出することができない人は、窓際に座ろう。それも難しい場合は、朝のうちに太陽光に似た光を浴びられるよう、「昼光色ランプ」の導入を検討しよう。
③夕方や夜間にタブレット、コンピュータ、スマホを利用する際は、「ブルーライトフィルター」を起動させよう。少なくとも最新モデルであれば対応しているはずだ。「設定」メニューから確認しよう。
④運動は明るいうちに、できれば午前中にしよう。夕方から夜にかけては、体を活性

化させ、入眠の妨げとなるため、激しいスポーツは避けたい。
⑤就寝前には暖房を弱めよう。寝室の空気循環にも留意しよう。
⑥朝は皇帝のように、昼は王子のように、夜は貧者のように食べよう。消化器系は夜の間、休息を必要としている。

4章

「人工の光」が睡眠を破壊する

「デジタル革命」で消えた熟睡

人類史上、デジタル革命ほど人々の生活に劇的な変化をもたらしたものは、そう多くない。昨今では、大半の人が日中はコンピュータの前から動かず、夜はタブレットやスマホを片手にソファの上でくつろぐ生活を送っている。

かつてのように、人々が活発に動き回ることはなくなった。これは心と体の健康にとって破滅的であることが証明されている。

長時間ずっと座りっぱなしでいるのは、私たちの健康にじつに危険だ。一日中室内にいて太陽の光をほとんど浴びないことも、危険きわまりない。

これまでたびたび言及してきたように、日中、とりわけ朝の時間帯の光は体内時計の調整に、ひいては睡眠・覚醒リズムを整えるうえで決定的に重要だ。太陽の光を浴びる時間が少なくなるにつれ、入眠障害やそのほかの睡眠障害を訴える人が増加するのもまったく不思議ではない。

スクリーンと紙で「読後の眠り」が変わる

コンピュータやスマホの画面から発せられるブルーライトも健康上のリスクにつながる。**ブルーライトは太陽の光に似ているため、体内のメラトニン分泌が遅れ、それにともない睡眠の時間が後ろにずれてしまう。**

2015年にアメリカで行われた研究では、被験者に就寝前の4時間、読書をしてもらった。最初の5日間は紙の本を、後半の5日間は電子書籍リーダーで本を読む実験である。

その結果、電子書籍リーダーでの読書のあとには、メラトニンの分泌に遅れが確認された。紙の書籍を読んだあとに比べ、実験参加者の入眠時間は遅くなり、夜に眠気を感じにくくなり、レム睡眠の時間が短くなり、起床時の疲労感も増加した。

ノルウェーでも2016年に同様の実験が行われている。就寝時間の30分前に、紙またはスマホで読書をするという内容だ。

このときは、紙の書籍を読んだあとも、スマホを利用したあとも、被験者の入眠潜時と睡眠時間に違いは生じなかった。しかし、スクリーン上で読んだあとは夜に睡眠圧を感じにくくなり、睡眠の前半で重要な役割を果たす深い睡眠がそれほど深まらなかった。

夕方から夜にかけてブルーライトを浴びると、睡眠の質に支障をきたしかねないことがわかる。

「夏」はブルーライトの影響が少なくなる

ただしそのような問題は、太陽の光を浴びる時間の不足と相まって初めて生じることを強調したい。著者の研究チームが行った次の実験によっても証明されている。

若い男女から構成される被験者グループを対象に、日中に強い光を浴びたうえで、就寝前のタブレットの使用が睡眠にどのような影響を与えるかを調べた。すると、被験者が十分な光を浴びていた場合は、輝度を最大に設定したタブレットを2時間使用しても、睡眠に影響を与えないという結果が得られた。

このことから、**太陽の光の下で、たとえばアウトドア活動やスポーツなどを行うことで、画面から発せられるブルーライトによる睡眠障害は予防できる可能性がある**といえる。

つまり、**夜に画面から受ける影響の大きさは、日中どのくらい光を浴びたかに左右される**ということだ。長く太陽の光の下にいた場合は、日光に似たような光を夕方から夜にかけて浴びても、脳はそれほど敏感には反応しない。

したがって、**真の問題はデジタル機器ではなく、太陽の光の不足にある**と考えられる。だからこそ、日の短い季節はとくに、太陽光を少しでも逃さないようにするのが重要だ。

それに対して、日が長く、遅い時間まで外が明るい夏の間は、画面から発せられるブルーライトは深刻な問題とはならない。

寝る2時間前に「スクリーン」から離れる

とくにティーンエイジャーは、デジタル革命の影響に敏感である。

彼らの睡眠・覚醒リズムはもともと後ろにずれていて、平均よりも遅い時間に眠気を感じる。日中に外で光を浴びないと、体は夜間にブルーライトを貪るように吸収し、睡眠・覚醒リズムはさらに乱れ、眠りにつく時間もますます遅くなる。

明け方まで起きていることも、彼らの間ではめずらしいことではない。そのため、午前中に外に出て、朝日を浴び、体内時計を調整することが、ティーンエイジャーには非常に重要になる。もちろんスマホは就寝時間のずっと前に電源を切っておくべきだ。睡眠研究者の多くが、**少なくともベッドに入る2時間前には、画面のある機器のスイッチを切る**ことを推奨している。

とはいえ、思春期の子どもたちが、そのような意見にめったに耳を貸さないことは明らかだ。だが、ブルーライトをカットしてくれる特別なメガネもある。睡眠に問題が生じているティーンエイジャーには、夜の間だけでもそのようなメガネをかけるよう説得したい。

朝どうしても太陽の光を浴びられない人は、午前中に昼光色ランプを使う手もある。また、ブルーライトの影響を最小化するために、iPhoneのナイトシフト、アンドロイド端末のナイトモード、PC用のフリーソフトf.luxなど、画面の色温度を時間に合わせて自動的に調整してくれるアプリやソフトウェアの利用も勧めたい。

「SNS」は強力なストレス源

デジタル世界にともなって出現した、睡眠に影響を与える要因がもうひとつある。簡単にはフィルタリングすることのできない、コンピュータやスマホの電源を完全に切って初めて姿を消す要因である。

それは、とくに若者たちが熱心に利用するインスタグラム、スナップチャット、ユーチューブ、ティックトックといった、絶えず彼らの注意を奪う「ソーシャルメディア」だ。

人はソーシャルメディアにおいて、投稿したテキスト、ビデオ、画像に、できるかぎり多くの「いいね！」を獲得し、承認欲求を満たそうとする。おしゃれなパーティに参加していることをアピールし、椰子の木が並ぶカリブ海の浜辺で鍛え抜いたボディを誇示し、流行りの服に身を包んだ姿をアップし、クレイジーな振る舞いをして注目を集めようとする。

「いいね！」をもらえないと、自分には価値がないと感じる。ソーシャルネットワーク上で何か重要な、もしくは最新の出来事を見逃してしまうのではないかという不安から、つねにスマホをチェックしていないと落ち着かない。「取り残されることへの恐怖（Fear of missing out：FOMO）」に怯えているのだ。

このような心理状態では、ストレスを強く感じ、それにともなってストレスホルモンの量も増える。当然、睡眠にもマイナスの影響を及ぼす。ストレスによって寝つきが悪くなり、夜中に頻繁に目を覚まし、体の再生に必要な深い眠りが不足する問題を抱えることになる。

ソーシャルメディアにおける承認欲求は、子どもや若者にとってはとくに問題だ。おもに衝動や感情のコントロールをつかさどる前頭葉がまだ完全には発達しきっていないからである。

そのため、誹謗中傷などのヘイトコメントが、フィルターにかけられることなく、ダイレクトに心に突き刺さる。他人の投稿と十分に距離を保つことができず、「ソーシャルメディア上の情報はどれも、投稿者の生活のごくわずかな部分を切り取っただけで、ひとつの人格がもつ多様な側面を映し出すものではない」ということを理解しきれないのだ。

身近な情報だけで脳は「キャパオーバー」

休みなくSNSにアクセスし、投稿し、他人の通知をチェックする子どもや若者の行為は、睡眠問題につながりかねない。

人類がその昔、数百人規模の小さなコミュニティの中で暮らしていた頃、コミュニティの構成員の間にそれほど大きな違いはなかった。当時は誰もが、自分と直接比較でき、そして比較される距離にいた。

私たちはいまでは、手の中のスマホから全世界につながり、脳が処理できる範囲をはるかに超える量の情報に直面している。

まだ完全には発達していない子どもやティーンエイジャーの脳については、言わずもがなである。行き着く先は、ストレス、不安、そして睡眠の問題だ。青少年の睡眠障害とデジタルとの間に直接的

Column 「睡眠アプリ」で目がさえてしまった人

睡眠をモニタリングできるスマート腕時計や睡眠アプリを利用するのは、けっして悪くないアイデアだ。たとえば、睡眠時無呼吸症候群の検知に役立つ。

だが一部には、「睡眠が足りない」「睡眠の質がよくない」といった悪い結果の通知に不安やストレスを感じ、よけいに眠れなくなる人もいる。

このことは『臨床睡眠医学ジャーナル』に発表された観察調査でも指摘されている。

同論文ではとくに、普段の睡眠習慣をモニタリングするためにスマホアプリを利用した39歳男性の事例が紹介されているが、睡眠アプリを利用することで、できるかぎり質のよい睡眠をとろうと自分自身に強いプレッシャーをかけたことから、入眠と睡眠維持の両方に問題を抱えるにいたったという。

人によっては睡眠アプリがストレスになり、睡眠問題を引き起こしかねないのだ。

な関連性があると示す研究は、数多く存在する。

デジタル革命に起因するプレッシャーは、私たち大人にも痕跡を残す。成人の睡眠にもすでにその影響が見られる。

デジタル化のおかげで、私たちは24時間いつでも連絡を取り合い、どこでも仕事ができるようになった。そのおかげで、仕事から距離を保つことが難しくなっている。

だが、たとえば勤務時間外は仕事関連のメールをチェックしない、仕事用に2台目のスマホを購入し、夜は電源を切るなど、ストレスを阻止する方法はいろいろあるはずだ。

もちろん、休日や休暇中に仕事のメールはいっさい読んではならない。

第2部

睡眠の「すごい効果」を全部受け取る

すばらしい「脳効果」を最大化する

5章

眠って「賢者」になる

眠ったほうが知識が残る

過去：試験前日は夜遅くまで勉強し、朝7時になんとかベッドから這い出した。一日中あくびが止まらず、試験では前の夜に覚えたはずの内容をまったく思い出せなかった。大学からの帰り道では、あまりの眠さに危うく事故に遭いそうになった。帰宅後は、スマホを片手に何時間もソファの上で過ごした。

現在：夜は早めにベッドに入り、朝は爽快な気分で目覚める。試験では、前日に学んだことを事細かに思い出せる。大学からの帰り道には、フィットネスクラブに立ち寄る。帰宅後も数時間かけ、予定されているレポート発表の準備を怠らない。

今や、夜を徹して知識を詰め込んでも何の役にも立たないことがわかっている。**効率的かつ迅速に学びたいなら、逆に眠ったほうがいい。**睡眠は記憶の形成に最も効果的なツールだ。

私たちが衝動的な行動をとったり、何かにつけて物事を先延ばししないように自制心を保てるのも睡眠のおかげである。質のよい睡眠を確保することはすなわち、知識と成功のための前提条件を整えることなのだ。

睡眠中に脳に「空きスペース」ができる

覚醒時、脳はフル回転している。学校で、職場で、料理をしているときでもそうだ。友人と会っている間、子どもと遊んでいる時間、請求書の支払いをすませるとき、あらゆる活動で脳は全力を出すことを求められている。

そのため、脳は多くのエネルギーを必要とする。なにしろ、日中に収集したありとあらゆる情報のために、脳内に新たなシナプス（神経細胞の接合）が生み出されるのだ。1日が終わる頃には、脳は疲れきっている。翌日のために欠かせないパワーを蓄えるには、夜に休息をとらなければならない。

脳は夜の間、次の日に必要となる空き容量を十分に確保するために、新たに形成された神経細胞の接合の大部分を除去していく。前述のように、脳内のこの清掃プロセスは「シナプスのダウンスケーリング」と呼ばれている。

何日も繰り返し練習した英単語など、脳が重要とみなす接合だけが削除されずに残る。これらのつながりを、脳は記憶に深く固定していく。その一方で、トレーニングのあとにランニングシューズを置いた場所や、子どもの遠足費用がいくらかといった、生存のために重要とはいえない大半の情報は再び消されることになる。

カルシウムが「シナプス」を強化する

短期記憶は、どのようにして長期記憶に達するのだろうか。

仮に、夕方に英単語の勉強をし、たとえば「睡眠は英語で sleep だ」と学んだとしよう。

新しい単語を学習している間、一時的な記憶は、脳の短期記憶保管庫である「海馬」に保存される。もう少し正確にいうと、海馬は英単語の勉強に際し、脳のどの部分を使ったかを記憶する。その後、私たちが眠りにつくと、これらの記憶が統合されていく。

このプロセスはおもに、深い睡眠の間に遂行される。

言語記憶をつかさどる脳の領域から発せられる脳波が、視床に「睡眠紡錘波を送ってくれ！」と依頼すると、視床は喜んでこれに応じる。非常に短く、高速な脳波（10～15ヘルツ）からなる睡眠紡錘波は一種の信号として機能する。信号が発せられるや神経細胞へのカルシウムの流れがうながされ、これによって（覚醒中に形成された）シナプスの強化に欠かせない条件が整うことになる。

このように、長期記憶の構築には睡眠紡錘波が非常に重要なのだ。

ゆっくりとした脳波がピークに達し、「sleep は睡眠という意味だ」と大声で歌うと、視床だけでなく、海馬も脳波の歌声を聞き「そうだった、sleepは睡眠という意味だった。大脳皮質の言語処理を担当する領域が、覚醒時に学習していたな」と結論づける。

海馬はそれにもとづき言語処理をつかさどる脳の領域へ、「リップル波」と呼ばれる周波数が100～150ヘルツにも達する脳波のパケットを送る。これによって海馬は、「sleep＝睡眠」だと記憶するために必要な神経回路だけが睡眠紡錘波によって刺激され、長期記憶が確実に形成されるようにする。

言い方を変えれば、海馬はどの神経回路が単語の学習に貢献したかを覚えていて、リップル波を用い、睡眠紡錘波を正しい領域へ導くのである。

リップル波が、視床から発せられる睡眠紡錘波を、記憶痕跡が形成された脳の領域に誘導している可能性を示唆する新たな研究も出てきている。

いずれにしても、新しく学習したことを長期記憶に定着させるために重要な神経細胞を睡眠紡錘波が見つけるうえで、リップル波は決定的な役割を果たしている。海馬はいわば、新しく形成された記憶痕跡が最初に保存され、睡眠中に記憶の定着が行わ

記憶定着プロセス

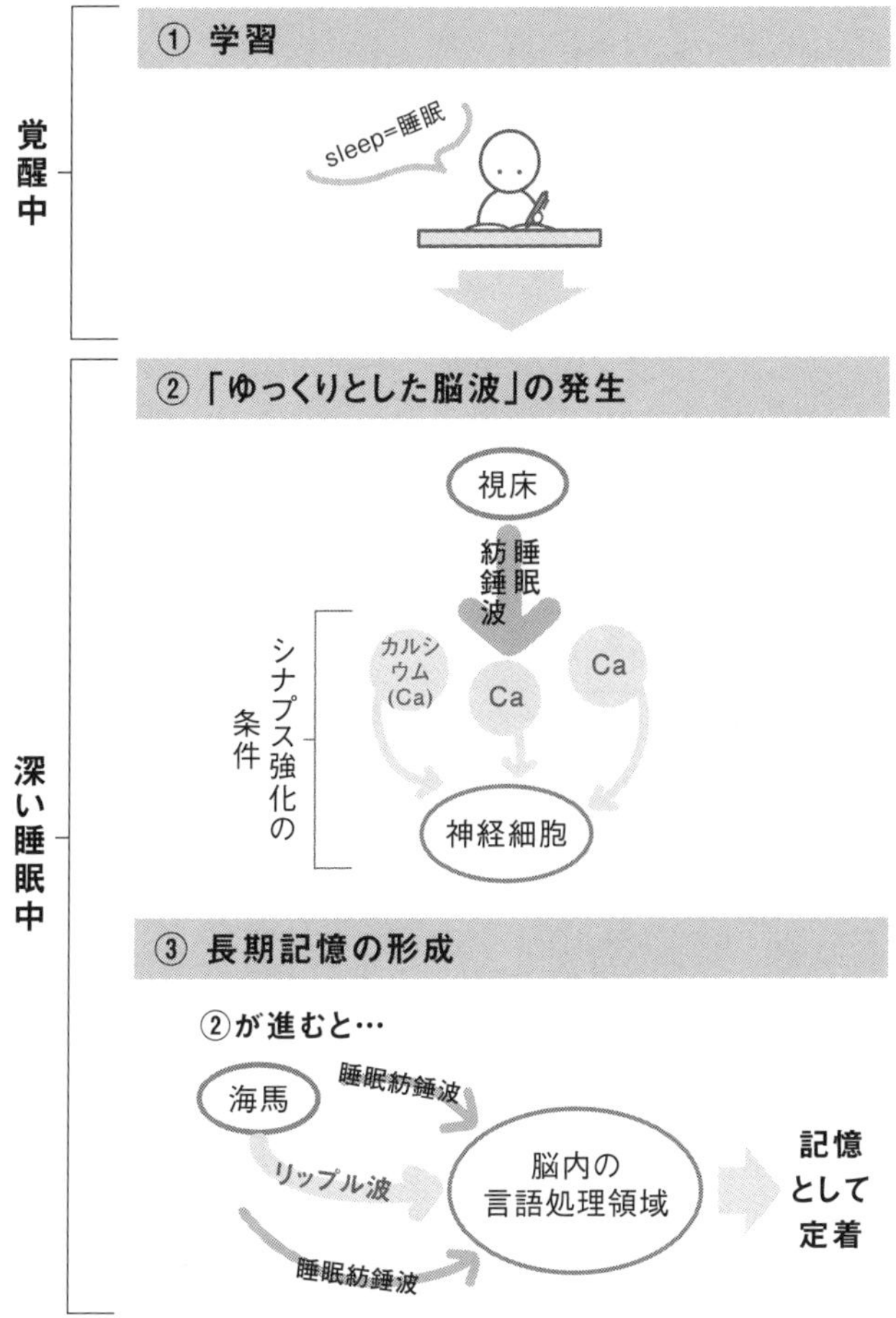
覚醒中
① 学習
sleep=睡眠
② 「ゆっくりとした脳波」の発生
視床
睡眠紡錘波
シナプス強化の条件
カルシウム(Ca)
Ca
Ca
神経細胞
③ 長期記憶の形成
②が進むと…
海馬
睡眠紡錘波
リップル波
睡眠紡錘波
脳内の言語処理領域
記憶として定着
深い睡眠中

れたあとに再び消去される一時記憶装置のような存在なのだ。

「何度もやったこと」を脳は優先して覚える

深い睡眠の間、新たな知識の学習に関連する神経回路は再活性化する。大脳皮質、視床、海馬とのコミュニケーションのために発せられるゆっくりとした脳波、そして速い脳波は、「sleep が睡眠を意味する」ことを記憶するために必要な、新しいシナプスの固定化に貢献する。

科学誌『サイエンス』に発表された最新の知見では、海馬が発する短く高速な脳波パケットが、新たに形成された記憶の構築に貢献する神経細胞のまわりに存在する、無関係な記憶痕跡を締め出していることが明らかになっている。

例を挙げて説明しよう。

様々な楽器奏者がひとつの部屋にいる状況を想像してほしい。次のコンサートでソロ演奏が予定されているピアニストは、同じ箇所を何度も繰り返し練習する。それと同時に、コントラバス、バイオリン、トランペット奏者たちもそれぞれのパートの練習を始める。そのような空間にいたら、前後左右から異なるメロディが入り乱れ、単なる不協和音としか感じられないだろう。

海馬が発する短い脳波は指揮者のような機能を果たし、ピアニストが練習する間、ほかの音楽家たちがピアノの音をかき消さないように指示を送る。その効果は絶大で、ようやくピアニストの発する音がはっきり聞こえるようになる。

これと同じことが、大脳皮質での記憶の固定に際しても起こっている。

では、脳による新しい記憶内容の取捨選択の基準はどこにあるのだろう？　ここで決め手となるのは、学習の強度、つまり学習内容がどのくらいの頻度で繰り返されたかだ。

英単語を何度も読み返すと、単語の学習に関連する脳の領域が夜の間とりわけ深い睡眠を示し、これらの英単語の定着が優先されるようになる。

それに対し、前夜に一度目を通しただけの単語については強い記憶痕跡は形成されず、そのような情報を、脳が睡眠中に何度も反復された情報と同じように扱うことはない。前の日の夜に靴下をどこに脱ぎ捨てたかについて繰り返し考えるような状況は、まずないだろう。そのため脳は、この記憶痕跡を無視するのだ。

「感情」は記憶を強固にする

このような記憶はまずもって強度が足りないし、生存のために重要でもない。

単語テストで好成績を収めるほうが重要だ。成績が優れていれば、進学先の選択肢も広がり、より多くの収入にもつながる。それは、生存に困らないことを意味する。

これに加えて研究者たちは、**脳が感情を**

Column 「安全な寝床」が記憶強化をうながす

オランウータンと、より小柄で知能の面でも劣るヒヒを対象とした研究によって、睡眠が私たちの脳の進化に寄与してきた可能性が指摘されている。

これら2種類のサルは睡眠習慣が大きく異なっており、研究者が関心をもったおもな理由もこの点にあった。オランウータンが枝葉で樹上に安全で寝心地のいい寝床を整えるのに対し、ヒヒは木の枝に座り、そのままの姿勢で眠る。

研究者たちは、保護下で暮らす5頭のオランウータンと12匹のヒヒの生態を1～4か月まで異なる期間にわたり撮影した。その結果、オランウータンの睡眠はヒヒに比べ、長く、細分化することも少なく、深いことが確認された。樹上の寝床は類人猿に安全で、捕食者や害虫から守られた睡眠環境を提供するのみならず、長く続く深い睡眠を通し、短期記憶から長期記憶への記憶の移動を可能にしたのだ。

ともなう記憶を優先させることも突き止めている。たとえば、愛する人と初めて一緒に夕ご飯を食べたとき。そのような記憶はたくさんの感情と結びついているので、大脳皮質にいつまでも保存される。はおっていた青いセーター、料理の香り、恥ずかしそうな笑顔、交わされた視線……すべてが鮮明だ。

強い感情と結びついた経験は、感情をそれほどともなわない瞬間よりも脳裏に刻まれやすい。

「生存に重要」と脳にジャッジさせる

新たに習得した知識が「将来に有益かどうか」という点も、睡眠中に遂行される記憶の固定化に重要な役割を果たす。

ドイツの科学者が行った研究では、大学生を2グループに分け、それぞれ同じ記憶テストを受けてもらった。テスト終了後、一方のグループの実験参加者には、テストのために覚えた内容が翌日のテストでも必要になると説明した。もう一方のグループには、次の日の朝にもう一度テストをするが、その日に覚えたこととは無関係の内容だと伝えた。一晩睡眠をとったあとで、**最初と同じテストを受けてもらったところ、覚えた内容が翌日も必要になると言われたグループのほうが、もう一方のグループを上回った。**

この結果は、将来とくに役に立つだろうと思われる記憶内容が、睡眠時に優先的に保存されることを示唆している。

また、報酬の有無も記憶の強化を左右する。「この記憶は大切である」ということが脳に伝わるためだ。

著者ベネディクトの実験では2つのグループに同じ記憶テストを実施した。テストの後、一方のグループのメンバーには「これまでで最高のテスト結果だった」と社会的承認を与え、もう一方のグループには単に実験への協力に対する感謝を伝えた。その結果、社会的承認を受けた実験参加者は、翌日および1か月後の記憶テストでより優れた成績を収めた。

これは、記憶の取捨選択において社会的に重要な事項が優先されることを示している。

その理由はどこにあるのか。進化の観点に立てば、社会的に高い評価を受けることは集団の一員となるために、すなわち生き残るうえで重要だったからと考えられる。社会的承認は、短期記憶において神経細胞間の接合を強める。また、**社会的承認を受けるタイミングが就寝時間に近いほど翌日に記憶が残りやすい**こともわかっている。

浅い眠りは「運動能力」強化に欠かせない

本章ではここまで、「宣言的記憶」と呼ばれる、知識に関する記憶の定着をおもに取り上げてきた。

宣言的記憶として保存されるのは、たとえば「コロンブスが1492年にアメリカ大陸を発見した」「15年前の自分の娘の洗礼式では青いワンピースを着ていた」というような知識や事実である。

睡眠中にはさらに、**「手続き記憶」**の固定化も促進される。

手続き記憶とは、頭で考えなくとも自然に体が動くようなスキルを指す。たとえば裁縫、絵を描くこと、靴紐を結ぶこと、車の運転、タイピング、自転車、ダンスのステップ、ランニングなどだ。つまり、一度学んだら忘れることなく、自動的に記憶を呼び出し、実行できる動作である。

この能力は、大脳皮質の一部である運動野で形成される。手続き記憶は、浅い睡眠の間に定着し、海馬とのコミュニケーションには依存しない。浅い睡眠の間の新たな手続き記憶の保存に重要な役割を果たすのは、おもに睡眠紡錘波である。

睡眠紡錘波は、手続き記憶の構築に貢献した神経細胞へのカルシウムの流れをうながす。このカルシウムの流れが、適切な神経細胞の接合を強め、それにより運動能力が強化されるのだ。

「香り」と記憶が寝ている間に結びつく

次のような経験をしたことはないだろうか。

街中を散歩しながら、あれこれとめどなく思いをめぐらせていると、見知らぬ誰かとすれ違い、知っている気がする香りに包まれる。柑橘系の香水だ。不意に何年も前へ時が逆戻りして、同じ香りをまとっていた小学校の先生を思い出す。まだ存命だろうか。

突然、長く忘れていた記憶がよみがえる。「どんな先生だったっけ。そうだ、クラス全員に手作りのクッキーをプレゼントしてくれたことがあった。いつも優しくて、何かうまくいかないことがあったり、体調が悪かったりすると、すぐに気づいてくれた。あの頃に戻ることができたら楽しいだろうな」

香りには過去の記憶を呼び起こす力がある。それどころか、**睡眠中に香りを知覚すると、記憶の定着の促進にも効果がある**というのだ。

少し前になるが、科学誌『サイエンス』にこのテーマに関する実験結果が発表された。

実験では、20~30代の被験者がメモリーカード［神経衰弱のように絵札のペアを探すカードゲーム］で遊ぶ間、バラの香りを室内に漂わせた。その夜、半分の被験者にだけ、深い睡眠の間に同じバラの香りを嗅がせた。

その結果は驚くべきものだった。翌日再びメモリーカードに挑戦してもらったところ、**睡眠中にバラの香りの刺激を受けたグループは、前日に覚えたカードのペアの位置を、もう一方のグループよりも明らかに多く記憶していたのである。**

「睡眠学習」は復習なら可能

ドイツの科学者たちも、興味深い発見をしている。

被験者が深い睡眠に入っている間に、ゆっくりとした脳波にシンクロする音を聞かせたところ、長期記憶の形成に関わる脳波（睡眠紡錘波、大脳皮質から発せられるゆっくりとした脳波、そしてリップル波）の相互作用が強化されたのだ。

この知見は、たとえば新しく外国語を学ぶ際に応用できる。

スイスの睡眠研究者たちは、被験者グループが就寝する前に、オランダ語の単語をいくつか教えた。そして彼らの就寝中にも、これらの単語を繰り返し聞かせた。ただし一部の単語を除いて。

明くる日、実験参加者たちは睡眠中に流れていた単語のほうをよく覚えていたという。

だが注意が必要だ。記憶に定着させることができるのは、就寝前に学習した単語だけ。学んだことのない単語を睡眠中に聞いたとしても、残念ながら何の役にも立たない。

たくさん寝て「長期記憶」に保存する

睡眠中の記憶定着機能を最大化するためには、どのような行動をとるのが理想だろうか。

次の日に試験があるからといって、深夜遅くまで詰め込み勉強をするのは、とても賢明とはいえない。脳が一時的な情報で溢れかえってしまい、おまけに睡眠が短いために、情報をふるいにかけ、価値あるものだけを長期記憶に保存する機会が与えられない。

その結果、試験中、脳内は混乱を極め、数多の脳回（大脳皮質のしわの隆起部分）

の中から正しい情報が格納された記憶の引き出しを見つけ出すのが非常に難しくなる。

ベストの方法は（物事を先延ばしするのが得意な人にとっては悪いニュースだが）、試験の数日前から少しずつ繰り返し勉強すること、そして学んだことを保存し、不要な情報を整理するために**学習後に深い睡眠をたっぷりとる**ことだ。

そうすれば、長期記憶が構築され、試験で好成績を収める可能性が高まるだろう。

「ストレス」＋「寝不足」で記憶力は最悪に

ウプサラ大学の調査では、ストレス状況下で睡眠が不足すると記憶力の低下を招くことを突き止めている。調査ではメモリーカードを用い、それぞれのペアがどこに置かれているかを記憶する方法で学生グループに記憶テストを受けてもらった。

その日の夜、被験者は睡眠を4時間だけとることが許された。同じ被験者たちは後日、再度メモリーカードのペアの位置を覚え、この日の夜には8時間の睡眠をとった。それぞれの実験の翌日、参加者にカードの置かれている場所をたずねたところ、その結果に睡眠時間の違いに起因する有意な差は見られなかった。おそらく、事実と空間に関する記憶が、おもに睡眠の前半に発生する深い睡眠時に固定されるためだろう。

つまり、これらの記憶の定着は4時間あれば足りるように見受けられる。

次に、試験や仕事でよく見られるストレス状況が記憶のパフォーマンスにどのような影響を及ぼすかを検証した。

被験者たちにはまず、騒音により集中力が阻害される環境下で大量の単語を暗記する課題が与えられた。そして、そのあとにもう一度記憶テストを行った。前日に覚えたメモリーカードのペアの場所を思い出してもらったのだ。

今回、4時間の睡眠でストレスの多い状況を経験した被験者たちは、どこにカードが置かれているかを前回ほど順調に思い出せなかった。記憶能力が10%低下したのだ。その一方で、**きちんと睡眠をとったあとでは、ストレスによる影響は認められなかった。**実験参加者たちは、前回と同様にカードの位置をよく覚えていた。記憶力の低下は、睡眠不足のあとに決まって起こるわけではないが、ストレスと睡眠不足が組み合わさったときにはマイナスの影響が不可避といえる。

まさに、試験やプレゼン、そのほか重要だからこそストレスをともなう可能性のある場面の前には、十分な睡眠の確保がいつにも増して大切になるのだ。

そのように考えると、睡眠障害を抱える人がストレス状況下においても記憶力を維持できるよう、社会の変化を起こすときにきているのではないだろうか。

彼らの睡眠不足を補える支援策としては、たとえば「授業開始時間を遅らせる」「就業時間に柔軟性をもたせる」などが考えられる。

「睡眠よりSNS」が学力を奪う

睡眠の乱れや、睡眠不足は、往々にして学業成績の低下につながる。

睡眠と学力の関係を探る研究は数多く存在するが、その中のひとつが、著者ベネディクトが研究チームとともにウプサラ市の2万人以上の生徒を対象に実施した健康とライフスタイルに関する調査だ。

とくに睡眠と学業成績について調べたところ、**睡眠障害や短時間睡眠と成績の低下に明らかな関連が認められた。**

その結果は専門誌『睡眠医学』にも発表されているが、夜間の睡眠が不足する生徒たちは、授業中の集中力に欠け、知識を吸収する能力も低く、質のよい睡眠がうながす学習内容の長期記憶への定着も旗色が悪かった。

この傾向は女子においてとくに顕著だった。学力試験の不合格者数を見ると、寝不足（本調査では7時間未満）の女子は適切な睡眠習慣の女子よりも2倍、睡眠が平日・週末ともに7時間未満の女子では5倍も多い。

だが同調査で得られたデータで最も心配なのは、全調査対象者の3分の1にあたる生徒が「睡眠障害で悩んでいる」または「睡眠不足である」と回答したことだ。生徒たちが本来眠るべき時間帯にインターネットに夢中になっていることが、この睡眠問題の原因のひとつではないかと考えられる。

18万人の児童やティーンエイジャーを対象に実施されたオーストラリアの調査で

は、7~8歳の子どもたちの4分の1が夜の間に1回以上スマホを使用すると回答している。17~18歳の間では、その数なんと80%。これらの端末の画面から発せられるブルーライトの影響で、入眠の準備をうながすホルモン・メラトニンの分泌に遅れが生じる。

ソーシャルネットワークへのアクセスも、子どもたちの睡眠に重大な影響を及ぼしているだろう。

眠って「左脳」と「右脳」の連携をよくする

睡眠は、私たちを賢くするだけでなく、記憶の定着をうながし、さらに脳内に十分な空き容量を確保するために「不要な知識」を整理するのにも役立つ。

また、睡眠のおかげで脳の様々な領域が休息をとり、次の日に最善の状態で機能し、相互に連携して作用するために必要な回復を図ることができる。

というのも、新しい知識の習得のためには、左右の大脳半球の調和が大切なのだ。

再び、オーケストラにたとえて説明しよう。

今回は、各楽器演奏者に、様々な脳の部位を代表してもらう。コンサートで美しい音色を響かせるには、楽器奏者がお互いの音に耳を傾け、適切なタイミングで演奏に入ることが肝心だ。加えて、同じ楽器グループ内のハーモニーも欠かせない。たとえば、バイオリン奏者同士の息が合っていないと、オーケストラ全体に混乱が生じる。

つまり、異なる脳の部位間の連携が重要なのはもちろん、脳の各領域における神経細胞間のチームワークも発揮されなければならないのだ。

「素早い判断力」と睡眠時間の確かな関係

午後、車で2車線道路を走り、赤信号で停止したところを想像してほしい。

隣の車線、そして後方にも車が止まっていて、青信号になるのを待っている。目の前では歩行者が道路を横断し、車道と縁石の間の専用レーンには自転車が列をなしている。

昨晩は深夜遅くまで仕事をしていた。上司に何度もせっつかれた報告書をどうしても完成させたかったからだ。
コーヒーのおかげで報告書はなんとか書き終えたが、5時間以上の睡眠をとることはできなかった。おかげで、横断歩道の手前で信号を待つ間、まぶたが重くなってきた。

突然、後ろでクラクションが鳴り響いた。びっくりして飛び上がる。信号はすでに青だ、横に止まっていた自転車も早々とペダルを踏み出している。そう思いアクセルに足を乗せたとたん、赤信号のはずなのに少年が飛び出してきた。ブレーキを踏み込む。少年は全力疾走で道路を横切っていく。危なかった！　だが後続車は急ブレーキが間に合わず、あなたの車に追突する。

衝撃でヘッドレストに頭を強く打ちつけた。後ろの車の運転手が、拳を握りしめて怒りをあらわにして車からおりてきた。しばらくすると、パトカーがサイレンを鳴らしながらやってきた。事故の調書をとるために……。

道路交通では、とくに車の運転には「すばやい反応」と、絶えず「全体を俯瞰する能力」が求められる。

しかし、睡眠を満足にとれなかったあとは、どちらの能力も低下する。専門的にいえば、実行機能（認知制御）が制限されるのだ。

脳の前頭葉が夜に休息をとれないと、日中の反応力が減退する。さらに、重要な情報とそうでない情報を区別し、適切な判断をくだすことも困難になる。おまけに衝動的な反応を見せるようになる。

これらすべてが、自分自身のみならず周囲の人も危険にさらす要因となる。

車で通学する生徒が多いアメリカでは、交通事故防止を目的に始業時間を遅らせた学校もあり、実際に事故件数が減少している。睡眠時間が長くなることで、生徒たちの実行機能が改善するためだ。おまけに、学習能力の向上にも寄与することから、成績の上昇も観察されている。

大人とは違い、子どもやティーンエイジャーの前頭葉は完全に発達しきっていないので、道路交通では睡眠不足はとくに危険になる。

寝不足は「アルコール」を飲んだのと同じ

ドナルド・トランプ前大統領の就任前、アメリカでは、すべてのトラック運転手に睡眠テストを義務づけ、睡眠時無呼吸症候群の有無を検査すべきだという議論がなされていた。

その背景には、睡眠時に呼吸が停止するとけっして深く眠れず、朝、多大な睡眠負債を抱えて起床することになるという問題がある（12章詳述）。その結果、反応速度が低下し、ほかの道路利用者に危険を及ぼす可能性がある。

トランプ前大統領がこの提案を拒否したため、トラック運転手の睡眠テスト法案が日の目を見ることはなかった。その代わり、アルコールが運転能力に決定的な影響を与えるという事実をトラック運転手に知らしめるにとどまった。

これも正しく、重要なことではある。しかしながら、**睡眠不足の人の運転能力も、血中アルコール濃度が1パーミル（0・1％）の人と同程度に低下する。**

つまり、睡眠不足はアルコールと同じぐらい危険なのだ。

郵 便 は が き

料金受取人払郵便

新宿北局承認

9134

差出有効期間
2025年 3 月
31日まで
切手を貼らずに
お出しください。

169-8790

174

東京都新宿区
北新宿2-21-1
新宿フロントタワー29F

サンマーク出版愛読者係行

ご 住 所	〒 都道府県	
フリガナ		☎
お 名 前		(　　　)
電子メールアドレス		

ご記入されたご住所、お名前、メールアドレスなどは企画の参考、企画用アンケートの依頼、および商品情報の案内の目的にのみ使用するもので、他の目的では使用いたしません。
尚、下記をご希望の方には無料で郵送いたしますので、□欄に✓印を記入し投函して下さい。
□サンマーク出版発行図書目録

1 お買い求めいただいた本の名。

2 本書をお読みになった感想。

3 お買い求めになった書店名。

市・区・郡　　　町・村　　　書店

4 本書をお買い求めになった動機は?

・書店で見て　　　・人にすすめられて
・新聞広告を見て(朝日・読売・毎日・日経・その他=　　　)
・雑誌広告を見て(掲載誌=　　　)
・その他(　　　)

ご購読ありがとうございます。今後の出版物の参考とさせていただきますので、上記のアンケートにお答えください。**抽選で毎月10名の方に図書カード(1000円分)をお送りします。**なお、ご記入いただいた個人情報以外のデータは編集資料の他、広告に使用させていただく場合がございます。

5 下記、ご記入お願いします。

ご職業	1 会社員(業種　　　) 3 公務員(職種　　　) 5 主婦		2 自営業(業種　　　) 4 学生(中・高・高専・大・専門・院) 6 その他(　　　)
性別	男・女	年齢	歳

ホームページ http://www.sunmark.co.jp　　ご協力ありがとうございました。

バスやタクシー、電車の運転手など、乗客の命を預かる職業につく人は、質の悪い睡眠によって、多くの人の幸福と健康に深刻な影響を与えかねない。

いくつものタイムゾーンを横断するパイロットには、これがまさに当てはまる。上空でなんらかの極限状態が発生したときには、反応速度と、迅速かつ確実な判断が大勢の人の命を左右する。

このことからも、パイロットに対しては飲酒のみならず睡眠不足の検査を課すことが良策だと考えている。

「メンタル」が整う――仕事、勉強、運動、すべてにプラス

高い実行機能が必要とされ、優先順位づけと賢明な意思決定が求められるもうひとつの分野は外科手術だろう。外科医は、「予期せぬ複雑な状況で即断即決し、しかるべき血管を切離する」「健康な部分のみを残し腎臓を切除する」といった、適切な処置を施さねばならない。

原子力発電所の従業員や航空管制官なども、間違ったボタンを押したり誤った情報

を発したりすることが致命的な結果を招きかねないことを考えれば、しっかりと（本当に！）睡眠をとるべきだ。

　スポーツ選手の睡眠不足がもたらす結果は前述の職業ほど深刻ではないが、質のよい睡眠をとったうえで試合や練習に臨むことを勧めたい。

　睡眠によって肉体の疲労が回復し、脳や体の各部位の連携がよりスムーズになる。それに加えて、

Column 「シフト勤務」をやめて 5年で脳機能が正常レベルに戻る

　安定した睡眠・覚醒リズムと高い認知能力の間には、相関関係があるのだろうか。

　著者ベネディクトと研究チーム、さらにスウェーデンのマルメ大学の研究者は共同でこの問いに取り組み、スウェーデンのコホート研究［特定の要因にさらされた集団と、そうでない集団を追跡調査し、疾病などの要因を突き止める手法］に参加した約７０００人のデータを分析した。

　調査に際し被験者は、認知障害の診断によく用いられるテストを受けた。テストは２部構成で、前半のテストでは１～25までの数字が書かれたカードを順に並べ替える作業が、後半は数字とアルファベットを交互に順に並べ替える作業が課された。

　これらの被験者をシフト勤務者と一般的な就業時間に勤務する人とに分類し、テスト結果を比較したところ、シフト勤務者の結果は非シフト勤務者を下回ることが判明した。

　さらなる発見は、現在シフト勤務をしている被験者、または過去５年以内にシフト勤務をしていた被験者だけにパフォーマンスの低下が見られたことだ。シフト勤務から離れて５年以上が経過した被験者には、非シフト勤務者との間に有意な差は確認されなかった。**認知障害の診断で問われる脳の機能が、シフト勤務をへて回復するまでには、少なくとも５年はかかる**と結論づけることができる。

メンタルコンディションを最高の状態にもっていくことで、適切な判断を下せるようになる。

睡眠不足のせいで視野が狭くなったサッカー選手は、試合中にフィールド全体を見渡せず、ゴール前でフリーになっている味方に的確なタイミングでパスを回せなくなる。マラソン選手ならば、ペース配分を誤り、貴重なエネルギーを消耗してしまうことになりかねない。

その一方で、試合前の緊張感から睡眠に問題を抱えるスポーツ選手も少なくない。最高のパフォーマンスを発揮するのに理想的とはいえないが、試合当日まで1週間程度きちんと睡眠をとっていれば、実力を出し切るのに十分なリソースは蓄積されているはずだ。

学校や大学、そして職場でコンピュータに向かっているときでも実行機能は大切だ。何事においても成果を出すためには、人の話に注意深く耳を傾け、重要なことに集中し、正しく優先順位づけすることが求められる。

そのように考えれば、あらゆる分野で質のよい睡眠が成功の鍵となる。

快眠だと「衝動的」になりにくい

前頭葉には衝動コントロールの中枢が存在し、私たちがありとあらゆる思いつきに屈しないよう制御している。

たとえ、明るく輝く太陽の下でアイスクリームを食べるというアイデアのほうが魅力的だとしても、私たちは職場へ向かう。ソファに寝転がっているほうがずっと快適でも、トレーニングを欠かさない。

私たちがそのような行動をとるのは、前頭葉が「仕事に行かなければ」「ランニングの時間だ！」と教えてくれるからだ。

ところが、睡眠不足になると、前頭葉は良心の呵責を感じにくくなり、大雑把になり、ぼんやりとし、衝動を抑えられなくなる。そうなると、家事などの面倒な仕事を無視し、スマホを片手にソファで横になることを優先させてしまう。綿ぼこりは溜まる一方、汚れた皿は山のように積み上がるばかりだ。

衝動制御障害に悩む人は少なくなく、とくにＡＤＨＤ患者に多く見られる。これらの人にとっては、質のよい睡眠を確保するのがとくに重要だ。

なぜなら、**良好な睡眠が衝動制御の改善につながる**ことが証明されていて、それによって賢明な意思決定を行い、怠け心を克服し、やるべきことを片づけるうえで役立つからである。

研究でも示されるように、ＡＤＨＤ患者は、一般の人よりも睡眠障害や睡眠時無呼吸症候群に悩まされるケースが多い。その結果、睡眠の質が低下し、衝動制御と意思決定をつかさどる前頭葉の夜間の十分な回復が妨げられることになる。

「ＡＤＨＤ患者」はなかなか眠れない

睡眠時無呼吸症候群に苦しむ人は、夜間、繰り返し呼吸が止まる。そのような状況が1時間に何度も、しかも毎晩のように起こるのは、体がつねに闘争・逃走反応（ストレス防衛反応）下に置かれているようなもので、全身にコルチゾールとアドレナリンが放出される。

これらのホルモン分泌を受けて、心臓、肺、そして血管は夜間の休息をとる代わりに、重労働に取り組むことになる。前頭葉の回復にとっては悪条件でしかない。

このことは、前頭葉が睡眠中に十分に再生できないことが理由で、睡眠障害がADHDの原因となりうることを示唆するのだろうか。

いずれにしても、ADHDをホリスティック（総合的）な観点から検証すべきときがきている。多くの患者にとって、薬の服用は確かに助けとなるだろう。だが、医師は薬を処方する前に患者に午前中に十分な日光を浴び、夜はブルーライトを避けることで体内時計のリズムを整えるよううながすべきだ。

ADHD患者は睡眠・覚醒リズムに混乱が見られ、夜のブルーライトに敏感に反応し、睡眠時無呼吸症候群の症状をもち、十分な睡眠を確保できていない人が多いと明らかになっている。

また、衝動制御の低下のために物事を先送りする傾向が強いが、先送りの対象には睡眠も含まれる。つまり、ベッドに入る時間がつねに遅くなりがちなのだ。

睡眠は、衝動制御力を高め、先送りを回避するうえで不可欠なのだが。

Column 「見たい夢を見られる」のがいいとは限らない

自分の夢に影響を与え、夢の筋書きの展開を自分で決められる人がいる。このような夢を、**「明晰夢」**と呼ぶ。

明晰夢を見られる人はレム睡眠中、脳の活動や覚醒がある程度維持されている。本人は自分が夢を見ていることを自覚していて、それに応じて筋書きに影響を与えられる。

夢に関する研究の分野では現在、この明晰夢のリサーチが集中的に行われている。夢をコントロールすることで、レム睡眠中の学習が可能になるかもしれないと考えられているからだ。

宣言的記憶はおもに深い睡眠時に、手続き記憶は浅い睡眠時に定着が図られるが、両タイプの記憶とも、ある程度はレム睡眠中にも固定されていく。

たとえば、昼の間に一輪車の練習をした人が、夜にそのときの夢を見ることで、一輪車に乗る動きに関する記憶をより強く固定できるかもしれない。

なにより彼らは、悪夢の筋書きを変えることさえできる。夢を見ているときに、自分の目の前に立ちはだかりナイフを抜いた犯罪者が、くるりと向きを変えて立ち去るのを望まない人がいるだろうか。もしくは、家に突然侵入してきた兵士たちが、敵から味方に姿を変え、キッチンでコーヒーを一緒に飲むという筋書きはどうか。

しかし、明晰夢を見る能力は習得できるのだろうか。このテーマに関する科学的知見はまだほとんど存在しないが、インターネット上では、そのような術を身につける様々なアドバイスを目にすることができる。いったいどれほどの効果があるのかは、不明だが。

一方で、明晰夢の能力を学習に応用することで、果たして期待されるほど多くの利益が得られるのかという疑問もある。たとえ明晰夢を使って記憶を強化できても、明晰夢を見ている間、脳は完全にはリラックスできず、それがデメリットとなる可能性があることを忘れてはならない。次の日に滞りなく働くために、脳は夜の間、できるかぎり休息をとり、回復を図らなければならないのだ。

明晰夢が記憶の定着に役立つとしても、コインを裏返せば、翌朝に疲労を抱えて起床することになる。これは集中力の欠如や学習困難につながる可能性がある。

6章

夢が「創造性」を開花させる

「一晩寝かせる」は大正解

会議室で同僚たちと、予定されているイベントについてブレインストーミングをしているとしよう。スポンサーの募集やノベルティグッズの提供、興味深いテーマでスピーチをしてくれるだろう講演者の選定など、ひとりの同僚が次から次へとすばらしいアイデアを出してくる。

まったく思いもよらない視点から、創造的な提案をする同僚。あなたを含め、その場の誰もがただ驚くばかりだ。コーヒーを流し込み、脳を拷問にかけるが、枯れることを知らない泉のようにアイデアが湧く同僚に近づくことはできない。

その秘密はどこにあるのか。

もちろん、その同僚が際立ってクリエイティブなタイプの人物だという可能性もある。

だがもしかしたら、**並外れて質のよい睡眠をとり、非常に価値あるレム睡眠から恩恵を受けている**のかもしれない。高速で気まぐれ、論理的一貫性もなく、時間と空間の制約などまったく考慮しないのが私たちの夢だ。そのため、レム睡眠は脳にとって革新的なアイデアの宝庫であり、新しい記憶の痕跡を試す絶好の機会になる。

夢の中で私たちの脳は、異なる時間や出来事からランダムに選んだ記憶を混ぜ合わせるのだ。

レム睡眠は、ある意味スムージーを作るミキサーのようなもので、手元にあるすべての材料を放り込んだらスタートボタンを押し、あとはどのような結果になるか待つばかりだ。ときにはレシピを必ず保存しようと思うほど美しい色合いの、美味なブレンドができることもある。そしてときには、排水口にそのまま流したくなるような、まったく食欲をそそらない組み合わせになることもある。

支離滅裂な夢が「創造」を生む

レム睡眠に入る前、脳の深部では「PGO波」と呼ばれる脳波が出現する。

この脳波は、レム睡眠の名前の由来となった急速眼球運動（Rapid Eye Movement：REM）を引き起こす。両眼がシンクロしながら、左から右へ、右から左へと動くが、この動きが脳の両半球のコミュニケーションをうながしているのではと考えられている。

このようにして脳は、縦横無尽、自由闊達に記憶の痕跡を活性化できるのだ。

厳格な指揮者である海馬が、どの記憶痕跡が脳内で活性化され、どの記憶痕跡が整理されるかを厳しく判断する深い睡眠中とは異なり、レム睡眠の間、記憶の指揮者は休憩をとる。海馬はただ、脳内の記憶痕跡が何の統制も受けることなく活性化される様子を傍観する。通常は同時に活性化されることのない記憶痕跡が一緒に登場し、混じり合うのも、海馬が休んでいるからこそだ。

レム睡眠中に私たちは、明快かつ合理的な思考パターンからは思いつきもしない、創造的な経験をする。レム睡眠なしには生まれなかっただろう思考の結びつきに、チャンスが与えられるのだ。そのことが、夢が往々にして、極端に支離滅裂で混乱している理由を説明するかもしれない。

「レム睡眠」が元素周期も蒸気機関も生んだ

深い睡眠時には新たに形成された記憶痕跡が固定されるのに対し、**レム睡眠では、新鮮な記憶と過去の記憶との新たな組み合わせが生み出されていく。**

翌日にはより優れた解決策が得られるかもしれないという思いから、物事やアイデアを「一晩寝かせよう」と言ったりするが、この表現には多くの真実が潜んでいる。

レム睡眠の創造的な世界は、人類の進化に大きなメリットをもたらした。たとえば、眠っているだけで、狩猟技術を向上させることができた。

レム睡眠中に、獲物に気づかれずに近づくための巧妙なアイデアを思いつき、それによって自身と家族の生き残りを確かなものにすることができた。洞穴や寝床をより安全に、より快適にするための決定的なひらめきもそうだ。「フェイスブック」の着想、「蒸気機関」の発明、「元素周期」の発見にもレム睡眠が一役買ったのではといわれている。

元素周期はロシア人化学者ドミトリ・メンデレーエフの夢に実際に現れたという。1869年2月17日の日記に「夢の中で、すべての元素があるべきところに収まったシステムを見た。目覚めると同時に、すべてを紙に書き写した」と記されている。

「昼寝」は創造性に無関係

135年後、科学誌『ネイチャー』に発表されたドイツの研究によって、レム睡眠の創造的な効果が裏づけられることになった。

研究者たちは、学生を複数のグループに分け、特別な数学の問題を解くための指導を行った。じつは問題を簡単に解ける近道があるのだが、学生たちに事前に教えることはしなかった。

入眠前に解答に辿り着けなかった被験者のうち60％が、問題を「一晩寝かせた」あとに、裏技を思いつくことができた。他方、睡眠をとることが許されなかったグループでは、答えを導き出せた被験者の割合はたった22％だった。

どうやら一晩睡眠をとることで、問題を解決できる確率を高められるようだ。もちろん、解決が確実に保証されるわけではないが。

短い昼寝の場合はどうだろうか。

宣言的記憶と手続き記憶は昼寝で

Column 目を「左右」に動かすと創造的になれる

覚醒時に厄介な質問をされて、適切な答えを探そうとするとき、目が右上や左上のほうに泳ぐ人は少なくない。まるで答えが上から降りてくるのを待ち望んでいるかのようだ。じつは、この目の動きによって左右の脳が活性化され、創造的に思考できるようになるのではないかと考えられている。

同じような動きが、レム睡眠中にも見られる。もしかしたら、創造的な人は昼の間も左脳と右脳の連携が非常にうまく機能しているのではないか。

アルベルト・アインシュタインの脳を調べた結果、脳梁、つまり左右の大脳半球をつなぐ神経線維の太い束が、普通の人より太かったことが判明している。アインシュタインの卓越した頭脳が、部分的には、左右の大脳半球の結びつきがとくに強かったことに起因していた可能性はなきにしもあらずだ。

しかも、アインシュタインはロングスリーパーで、一晩に10時間眠ったという。平均を大きく上回る睡眠時間である。午後にもたびたび昼寝をしていたらしい。この天才的な人物は、睡眠に対しても天才的な態度をとっていたようだ。

強化される一方、創造性が助長されることはないという研究結果が出ている。

最近発表されたドイツの研究では、午後に3時間の睡眠をとった被験者には、たとえ長い昼寝の間にレム睡眠が発生した場合でも、創造性の向上を確認することはできなかったという。

幼児は夢で「世界」を理解する

加齢にともなってレム睡眠の割合が減少することが、研究によって明らかにされている。

それにもかかわらず、多くの年配者が主観的には、若い頃より多く夢を見るようになったと感じている。そのことを説明する原因のひとつは、高齢になると一般的に、夜の間より頻繁に、とりわけ夢の途中で目を覚ますためだと考えられる。

それとは対照的に、乳幼児は非常に多くの夢を見る。これは研究室での測定を通して証明できる。

子どもたちが眠っている間、閉じたまぶたの後ろで眼球が上下左右に動く様子（レム睡眠中であることの証拠）を観察するだけで十分に確認できる。

そもそも、小さい子どもたちが夢をよく見るのは不思議ではない。この未知の世界に生まれたばかりの彼らは、生命を理解し、危険を認識し、他者の行動を正しく解釈し、自分の個性を伸ばしていくために、可能なかぎり創造的でなくてはならない。

別の言い方をすれば、子どもたちが個性を伸ばし、周囲の環境を理解するうえで、レム睡眠が役立つということだ。それに対し、人生の大半を生き、自分のまわりの世界とのつながりや理解を積み重ねてきた高齢者は、子どものように夢に依存しないのだろう。

Column　レム睡眠は「乳幼児の脳の発育」に必要

乳幼児の脳は、脳そのものに重要な変化が起こる段階、そして視力、言語能力、運動能力、社会性、そのほかの認知機能を発達させる段階をへて、成長を遂げていく。

これらの発達プロセスの安定強化にレム睡眠が必要となることを、科学者たちが突き止めている。

成長過程にある脳が外部から入る情報に神経接合の数や強度を適応させていくうえで、レム睡眠が貢献しているのだ。

7章

眠って「感情脳」を整える

レム睡眠に「ストレス」を処理してもらう

夜ベッドに横になり、右を向いたり、左に転がったりしながら、その日友達に放った自分の発言についてくよくよと思い悩む。「言いすぎただろうか。傲慢だと思われたかな。もしかしたら怒っているかもしれない。明日にでも謝るべきだろうか」そう考えながら眠りにつく。

ところが翌朝になると、まるで魔法にでもかけられたように悩みが跡形もなく消えている。「なぜあんなに心配したのだろう」と自分でも不思議に思う。「確かに言いすぎたかもしれないけれど、そのぐらいで私たちの友情が壊れるわけがない！」

前述したように、レム睡眠は左右の大脳半球の連携をうながす。それによって、様々な強度の新しい神経細胞の接合が形成され、それが新しいアイデアや解決策につながることがある。

本章ではレム睡眠、つまり夢を多く見る睡眠ステージがもつもうひとつの驚くべき特徴を紹介する。**レム睡眠のおかげで私たちは、自分の感情とうまく付き合い、それによって精神的なバランスを維持できる**のだ。

就寝前にはストレスを感じていたことがレム睡眠の間に処理されるため、朝には心が安定し、地に足がついた状態で目を覚ませるようになる。

徹夜で「扁桃体」が過剰反応する

レム睡眠のステージでは、脳の中でも感情の中枢である扁桃体の活動が活発になり、感情と結びついた記憶を解き放つ。

恋人やパートナーに初めて出会った瞬間や、子どもの頃に母親にきつく叱られた場面など、様々な感情を引き起こした過去の出来事がレム睡眠中によみがえることがある。レム睡眠には、そのような感情的な記憶からドラマティックな部分を削ぎ落とし、理性的なレベルへと刈り込んでいく能力がある。

この効果は、被験者の脳の活動をＭＲＩで測定した研究で立証されている。ある実験において、科学者たちは被験者に不快な写真を見せた。たとえば、銃を突きつけて脅す人物などだ。そのような写真は通常、扁桃体の活動をうながす。危険に刺激された扁桃体が、私たちの注意力を高めるよう働くためだ。扁桃体はさらにアドレナリンの放出をうながし、そのおかげで私たちの体は戦闘準備態勢に入ることができる。

実験では、夜の写真セッションのあと、一方のグループには寝てもらい、他方のグループには徹夜をしてもらった。翌朝、被験者たちは前日と同じ不快な写真をもう一度見せられた。

徹夜を強いられた人たちのＭＲＩの計測記録は、扁桃体がなおフル回転していることを示していた。それに対し、**睡眠をとったグループでは、写真を見たときに前頭葉の活動が活発になっていることが確認された。**ストレスマネジメントや衝動制御をつかさどるのが前頭葉だ。もう一方のグループとは対照的に、扁桃体の活動は低下していた。

眠ることを許されたグループではさらに、レム睡眠が記憶の「脱ドラマ化」のために明らかに重要な役割を担っていることが観察された。覚醒時に経験したことと結びついた感情が、レム睡眠の間に相対化され、和らぐのだ。

レム睡眠が少ないと、次の覚醒時に、扁桃体は前頭葉の理性の声を聞きとることができない。感情的に絶えず緊迫した状態にあると、身体的ストレスを引き起こし、健康を損なう可能性がある。別の言い方をすると、覚醒時に扁桃体が前頭葉の言うことを聞き入れるための前提条件が、レム睡眠時に整えられるようである。

レム睡眠中に行われる感情に結びついた記憶のトゲを丸める作業は、私たちの体が生来備える感情の処理手法だ。

それによって、特定の感情に取りつかれることや、感情障害の発症を避けることができる。

夢を早く見ると「不安」が解消されにくい

うつ病を患う人は平均よりもレム睡眠の時間が長く、そのうえ、レム睡眠が好ましくない時間帯に発生することが報告されている。

大半の人は明け方に夢を多く見るのに対し、うつ病患者の場合は、睡眠の最初の数時間に早くも夢をたくさん見はじめる。だが、感情を和らげるのに重要なコルチゾールの分泌は夜の前半に最も少なくなるため、早い時間帯に夢を見ても感情を相対化するレム睡眠の効果が十分に発揮されない可能性がある。

この仮説は、高所恐怖症の被験者を対象に実施されたスイスの研究で裏づけられる。同研究では、2グループの被験者がエクスポージャー療法［不安などの原因に段階的に対峙することで克服を図る行動療法］を通して恐怖や不安の原因となる状況に向き合った。

一方のグループの実験参加者には、不安を感じる状況でコルチゾール薬剤を摂取してもらい、もう一方のグループの被験者は純粋に不安に対峙した。その結果、コルチゾールを与えられた被験者は、もう一方のグループに比べ、高所恐怖症によりうまく対処できたというのだ。

平均的にレム睡眠ステージは入眠してから約90分後に始まるのに対し、うつ病患者の場合は入眠後早くも45分後に始まる。その理由はもしかしたら、抱えている問題を処理するために、うつ病患者がより多くのレム睡眠を必要としていることにあるのだろうか。

だが実際には、レム睡眠が夜の早い時間帯に始まってもコルチゾールの分泌量が少ないため、この時間帯に感情を削ぎ落とすことは脳にとって難しい。その結果、夢の中に感情は登場するものの、感情と結びついた緊張が弱まることはない。

「光」はメンタルに作用する

感情のバランスがとれていると感じるには、安定した「睡眠・覚醒リズム」と、タイミングのよい、とりわけコルチゾール値が上昇し、感情を相対化することが可能な「夜の後半におけるレム睡眠」が不可欠なように思われる。

実際いくつもの実験で、うつ病だけでなく双極性障害と不安定な睡眠・覚醒リズムの関連性も指摘されている。

たとえばノルウェーで行われた研究では、双極性障害の患者に10日間にわたりブルーライトをカットする特殊なメガネをかけてもらった。その結果は驚くべきものだった。メガネをかけることで得られた、憂鬱な気分を改善したり意欲を高めたりする効果は、セロトニン濃度を上昇させる抗うつ薬「選択的セロトニン再取り込み阻害薬」（ＳＳＲＩ）の効果と遜色なかったのだ。

セロトニンは、憂鬱な気分を改善し、覚醒させる効果をもつ脳内の重要な情報伝達物質だ。

あまり知られていないが、秋冬の季節性うつ病に光療法を用いると、薬と同じように迅速な効果が現れることが多い。

そのため、なんらかの理由で抗うつ薬を服用できない患者には、光療法が適している。

精神的に不安定だと感じる人は、ぜひ体内時計の微調整に取り組んでもらいたい。

日光をたっぷり浴びるか、日中に光療法を受け、夕方から夜にかけてはブルーライトを避けよう。

「抗うつ剤」はレム睡眠を減らす

夜勤シフトのために昼夜リズムが逆転し昼間に睡眠をとる人は、体内時計のおかげで、夜に眠る人よりもレム睡眠が少なくなる。

夜間に眠る人に比べ、記憶に紐づく感情を和らげる条件も好ましいとはいえない。観察研究では実際に、夜勤の仕事をする人とうつ病との間に相関があることが示されている。

だがすべての夜勤労働者が、不安を覚える必要はない。夜勤シフトで働いているからといって、それが自動的にうつ病の発症を意味するわけではない。病気の発症には、様々な要因が関係するのが常だ。

ここで、選択的セロトニン再取り込み阻害薬（ＳＳＲＩ）の話に戻ろう。

科学者たちは、これらの抗うつ剤がレム睡眠を減らし、このタイプの薬を摂取する人の多くが、ほとんど夢を見なくなるのを確認している。

レム睡眠の前提条件は、脳内のセロトニンおよびノルアドレナリン濃度の低下である。ところが、ＳＳＲＩはセロトニン値を上昇させるため、レム睡眠に入ることが難しくなってしまうのだ。

このことは、うつ病を患う人が夜の後半におけるレム睡眠のもつ感情の刈り込み効果をとくに必要としていることを考えれば、一面ではデメリットだと解釈できる。

その一方で、薬の作用で夜の前半のレム睡眠の割合が減る事実（夜の前半のレム睡眠で

Column レム睡眠が「ストレスホルモン」の量を調節する

前夜に長いレム睡眠を経験した人では、軽度の電気ショックを受けた際に、恐怖に関連する脳の活動がレム睡眠時間の短かった人に比べ少ないことが明らかになっている。

このことは、極度のストレスを経験する前にレム睡眠をたっぷりとっていた人は、心的外傷後ストレス障害（PTSD）を発症する危険性が低いことを意味しうる。その理由はまだ解明されていないが、ノルアドレナリンを分泌する脳の領域がレム睡眠中には休んでいるようなのだ。ノルアドレナリンは、扁桃体の不安刺激に対する反応に影響を与えるストレスホルモンである。

一部の科学者は、日中に蓄積されたノルアドレナリン量がレム睡眠中に再び正常なレベルに戻るため、次の覚醒時には扁桃体が刺激に対し過敏にならず、本来恐怖を呼び起こす対象に対してもさほど強く反応しなくなるのではと推測している。

は、夜の後半と同等の感情的な出来事の脱ドラマ化はおそらく期待できない）が、まさにSSRIが憂鬱な気分を改善し、意欲を向上させる効果をもつひとつの説明となると主張する研究者もいる。

いずれにしても、SSRIが睡眠に与える影響についてはさらなる研究が必要である。

これらの薬を服用しているからといって、心配は無用だ。けっして医師と相談することなく、薬の服用をやめないでほしい。抗うつ薬が多くの患者の生活の質向上に寄与していることは、研究によってはっきりと示されているのだから。

「ファーストナイト・エフェクト」で熟睡がむずかしくなる

これまで述べてきたように、睡眠不足は精神面の問題を引き起こす可能性がある。

逆に、不安やストレスなどの心理的な負担が睡眠障害の引き金となることもある。

そのような状況下では、コルチゾールとアドレナリンの値が、深い睡眠に入るのが難しいほどのレベルに上昇する。しかし、脳の再生にとくに重要なのが、まさにこの深い睡眠ステージなのだ。

枕が変わり眠れなかった経験をしたことはあるだろうか。慣れない場所では最初の晩は熟睡できず目を覚ましやすい。研究者たちはこれを、石器時代の名残の「**ファーストナイト・エフェクト（第一夜効果）**」ではないかと考えている。

当時は、未知の新たな場所で睡眠中に完全にリラックスし、熟睡することは、脳にとってリスクをともなう行為だった。そこで左脳が夜警の役割を担当した。右脳を休ませ、左脳はわずかに覚醒した状態を維持したのだ。警戒態勢を保ち、左目を開いたまま眠るようなものだ。慣れない場所にどのような危険が潜んでいるかは、誰にもわからないのだから。

アメリカのブラウン大学の研究者たちが行った、この現象に関する実験がある。見知らぬベッドで初めて睡眠をとる人の脳の活動を、ＭＲＩを用いて測定したのだ。すると、脳半球の睡眠中の活動パターンが左右非対称であることが示された。右脳が深い睡眠状態にある間、左脳の眠りは表面的で、浅い兆候が見られた。試しに物音を立ててみると、左脳のほうが通常より過敏に反応することが明らかになった。

2日目の夜には、左右の差は確認できなくなり、被験者たちの脳が物音に対して初日同様の反応を見せることもなくなった。

「馴染みある寝具」に勝るものはない

信じがたいことだが、私たちは片方の脳を熟睡させ、もう片方の脳では浅い眠りを保つという芸当を実際にやってのける。

だがそれには代償をともなう。いつもと同じ睡眠量を確保したとしても、朝、疲れが残っているように感じるはずだ。十分に回復を果たせず、睡眠負債を抱えた状態で目を覚ますことになる。

休暇中なら、甘んじて受けることもできるだろうが、パイロット、客室乗務員、トラック運転手など、職務上、頻繁に移動しなければいけない人は状況が異なる。

これらの職業グループでは、睡眠不足による疲労が深刻な影響をもたらす可能性があり、しかもまさにその仕事上の理由で、眠り慣れていないベッドでたびたび眠ることを余儀なくされるのだ。

ファーストナイト・エフェクトを回避するにはどうすればよいだろう？

じつにシンプルだ。生まれたばかりの赤ん坊を母親のパジャマで包むとその匂いを感じ、母親が不在でも安心して過ごせるというトリックがあるが、これと同じ原理だ。

旅行に、パートナーのTシャツ、あるいは自分の枕をもっていこう。よく知っている香りは安心感や守られているという感覚を与えてくれるので、慣れない環境でも違和感を覚えにくくなる。

Column 授乳中の母親の睡眠

多くの母親は、授乳当時を思い出すと、わが子にひっきりなしに起こされてつねに寝不足だった記憶が残っているのではないだろうか。そして、眠っているにもかかわらず、お腹を空かせた赤ちゃんの声を聞き漏らさなかったこと、もしくはその様子を感じとれたことを不思議に思うのでは？

もしかしたら母なる自然が、授乳中の母親をファーストナイト・エフェクトのような状態で眠るように設計したのかもしれない。新生児の生存を確かなものとすべく、脳の一部が、わずかに活動を続けるのだ。

赤ん坊は無防備で、自力では生き残れない。そのため、己の命を守るために、母親の注意深さを必要とするのだ。

スーツケースに枕を入れるスペースがなければ、お気に入りの枕カバーをもっていくだけでもいい。

クモ恐怖症の人が「クモ」を怖がらなくなった

睡眠によって重度の不安障害を軽減できるかを検証した、スイスの研究プロジェクトがある。

同プロジェクトでは、クモ恐怖症（クモに対し異常な恐怖感を抱く症状）の人に、仮想のクモが映し出されたスクリーンに可能なかぎり近づいてもらった。

半分の被験者は、その後すぐに昼寝をし、残りの半分は起きていた。1週間後、再度集まった被験者全員に、今回は本物のクモにできるかぎり手を近づけてもらった。最初の実験のあとに昼寝をした人は、より近くまで手を伸ばすことができ、その間の脈拍数も安定していた。

アメリカの科学者が実施した類似の調査では、クモと接触したあとに徹夜をしたクモ恐怖症の人には、心拍数の上昇と、朝の発汗量の増加が確認された。眠ることを許されたクモ恐怖症の人は、心拍数が上がらず、汗の量も増えなかった。なお、恐怖を軽減する効果がレム睡眠と関連しているかについては、同研究では検証されていない。

「眼球運動による脱感作と再処理法（Eye Movement Desensitization and Reprocessing：ＥＭＤＲ）」と呼ばれる、とくにトラウマなどに起因するストレスの治療に用いられる心理療法がある。

抑圧されていた感情が解放され、ストレスが軽減されるため、戦争体験や自然災害による心的外傷後ストレス障害、出産時のトラウマといった経験に効果がある。

これは睡眠が感情を和らげるうえで十分な役割を果たせないときに、レム睡眠時に起こる眼球運動を模倣することで症状を軽減する手法である。

眠れないのは「思い込み」のことが多い

多くの人が、旅先の慣れないベッドでの最初の夜だけでなく、より頻繁に、または連日のように睡眠の問題に向き合っている。

ベッドに入るやいなや、回転木馬のように思考が回りはじめる。「すべての仕事を期限内に終わらせられるだろうか」「今月も赤字だ」「自分は果たしてよい親だろうか」……

ストレスと不安は、人が眠りにつき、休息につながるはずの深い睡眠に達するのを妨げる睡眠泥棒だ。

心配の対象が何であれ、脳は、私たちが生き残りをかけて日々戦っていた人類史の始まりの頃と同じように、まるでサバンナでバッファローの群れに追われているかのような反応を示す。生死に直結しなくとも、日々の悩みやストレスは私たちの脳を苦しめ、入眠と睡眠の維持を妨げるのだ。

加えて、よく眠れない夜がたびたびあると、「今夜もまた眠れないのでは」という不安がさらに増大する。それがまたストレスとなり、コルチゾール値が上昇し、質のよい睡眠をとるのがますます難しくなる悪循環に陥る。体も脳も十分に回復できず、このような状態が長く続くと深刻な精神疾患につながる可能性がある。

だが、睡眠障害に悩む人を助ける方法はある。

たとえば、かかりつけの医師に睡眠専門医や研究所に紹介状を書いてもらい、睡眠の検査を受けるのもひとつだ。再び熟睡できるように、また睡眠との関係をよりリラックスしたものにするために行動療法の治療を受け、不安の問題に対処することもできる。

ちなみに、睡眠専門の研究室で検査を行うと、患者本人が感じているほど深刻な睡眠障害レベルでないと判明するケースも珍しくない。よく眠れていないという思い込みに取りつかれているだけの人もいるのだ。

自分自身や過去の経験、そのほかの要因が、睡眠や人生全般に対する否定的な態度につながっていることも多い。

「横になる」だけで効果がある

高齢者の間にも、睡眠障害に悩まされていると感じて医者にかかる人が少なくない。検査してみると、年齢相応の睡眠がとれていて、むしろ必要とする睡眠量に対する認識が誤っていることもある。

年配の人はすでに脳が完全に発達していて、難易度の高い新たな情報を処理することも少なくなるため、それほど多くの睡眠を必要としないのだ。


しかし、量と質をともなった睡眠が実際にとれているか否かにかかわらず、睡眠に対するネガティブな思い込みに対してはなんらかの対応をとる必要がある。睡眠を敵としてではなく、味方ととらえることが大事なのだ。

夜中に目を覚ますと負の思考スパイラルに陥りがちだ。「目が覚めてしまった、いますぐ眠らねば」と考えてしまう。だが、何度も時計を確認し、翌朝どれほど疲れが溜まっているかと心配するようでは、ますます寝つけなくなる。

そんなときは、「最悪だ」と考える代わりに、**「数時間は眠れたし、ただベッドで静かに横になっているだけでも休息の効果はあるはず」**と自分に言い聞かせよう。

これは真実だ。暗い部屋で横になり、外部からの情報を避けるだけで、脳はリラックスできる。ベッドの中で、絶えず不安を感じる代わりに、ただ静けさを楽しむことができれば、休息の効果はより大きくなる。

「眠れない」ときにできること

①「問題」を特定しよう。何が頭の中を占めているのか。何を恐れているのか。起こりうる最悪の事態はどのようなものか。

②ポジティブに物事をとらえよう。「20分しか眠れなかった」ではなく、「20分も眠れた」というように。ひとつずつクリアしていくことが大事だ。一度にたくさんのことを期待すべきではない。一気に連続7時間の睡眠をとろうと欲ばるのではなく、小さな進歩を喜ぼう。

③ベッドの中であれこれ考えてしまうなら、毎日決まった時間に、頭の中に渦巻いていることについて集中的に考える時間をとろう。書き出すのも悪くない。設定した時間は厳守しよう。ベッドは眠るためだけにある。

④To－doリストを作成しよう。ある研究では、翌日にやらなくてはならないことのリストをメモしておくと、入眠潜時が短くなる結果が出ている。次の日の全体像を把握することで、体内のストレスが軽減されるのではと考えられている。

8章

「脳細胞」をフレッシュにする

「グリア細胞」に脳を洗ってもらう

私たちの神経組織には、「グリア細胞」と呼ばれる特別な細胞が存在する。グリア細胞が神経細胞に栄養を運ぶことで、神経細胞同士がコミュニケーションをとるのに必要なエネルギーが確保される。

つまり、神経細胞の健全な働きはグリア細胞に依存していて、グリア細胞なしには神経細胞は悲惨な状況に置かれ、脳はもはや情報を呼び出したり、処理したり、保存したりできなくなる。グリア細胞を介してエネルギーが供給されて初めて、神経細胞間の内部コミュニケーションが機能し、脳のあちこちに記憶痕跡を残せるのだ。

ところで、情報を呼び出し、処理し、保存するための神経細胞によるコミュニケーション活動は、多くのエネルギーを消費し、脳内に残留物を残す。

そのプロセスは車の運転にたとえられる。車で人をA地点からB地点へと運ぶと、残念ながら有害なガスの排出を免れないのと同じだ。脳内の老廃物には、たとえばタンパク質のひとつ「アミロイドβ」がある。

このタンパク質はアルツハイマー病の要因である可能性が指摘されていて、いかなる場合にも脳内に沈着させるべきではない。

一晩寝不足で「脳老廃物」が5％増える

私たちが眠りにつくと、働き者のグリア細胞は、脳組織が日中に溜めた残留物の排出に取りかかる。もう少し具体的にいうと、特定のグリア細胞が、脳脊髄液からできた水分を脳組織へ汲み入れ、そして汲み出すのだ。

グリア細胞のおかげで、睡眠中に脳組織を洗浄し、覚醒中に蓄積した老廃物を脳から血液中に押し流すことが可能となる。言い換えれば、脳は起きている間に溜まった汚れを睡眠中に放出するのである。

しかし、睡眠時間が短かったり、眠りが浅かったり、途中何度も目が覚め睡眠が断片化したりすると、「清掃隊員」たちはその任務を満足に果たすことができなくなる。

科学誌『サイエンス』に発表されたある動物実験の結果によると、**動物を夜中に突然起こすと、睡眠中の清掃プロセスの約95%が未完に終わった**という。

別の研究では、この清掃プロセスが遂行されるには、深い睡眠ステージがとくに不可欠だと示されている。アメリカの最近の実験調査では、**たった一晩の睡眠不足で、海馬（アルツハイマー病の初期段階でとくに損傷を受けやすい脳の領域）と視床のアミロイドβ量が5%増加する**と判明した。脳組織に大量に蓄積された有害物質の量を、良好な睡眠をとることで再び取り除けるかという点については、まだ解明が進んでいない。

その一方で、睡眠中には覚醒時の2倍速でアミロイドβが脳から除去されることを明らかにした研究がある。

一部の科学者たちはさらにもう一歩踏み込み、人が眠気を感じるのはアミロイドβの堆積が原因であり、脳からアミロイドβが「洗い流される」ことで人は再び睡眠から引き戻されるのでは、と考えている。

「プラーク」ができ、脳細胞が断絶する

では、睡眠の質が悪く、脳内の清掃作業員がタンパク質のゴミをきちんと廃棄できないと、何が起こるのだろうか。

脳内に有害物質が蓄積し、「プラーク」と呼ばれる凝集が形成される。プラークは、神経細胞の外側に沈着するため、神経細胞のコミュニケーション能力が制限されてしまう。

神経細胞間のコミュニケーションが断絶するということは、認知症、そして最も一般的な認知症の症状であるアルツハイマー病につながる可能性がある。

アメリカ医師会が発行するジャーナル誌『神経学』に発表された研究では、70歳以

上の300人分のカルテが比較されている。

研究開始時点では、認知症の症状がある人はいなかった。研究をスタートさせるにあたり、すべての被験者に睡眠の質に関する質問を行い、レントゲン検査の一種であるポジトロン断層法（PET）検査で、アミロイドβの蓄積を計測した。

昼間に異常な眠気に襲われる（夜の睡眠で十分な休息がとれていないことのしるし）と回答した人の脳内には、すでに大量のプラークが形成されていた。2年後の追跡調査では、これらの被験者のプラークの形成速度は、睡眠に問題のない被験者のそれを上回っていた。

本来と違う時間に「活性酸素」が出まくる

神経細胞がエネルギーを消費したときに生成されるのはアミロイドβだけではない。「活性酸素」も産出される。

活性酸素は、体内で過剰に発生すると、酸化ストレスによって細胞にダメージを与える。過度の酸化ストレスによって神経細胞は損傷を受け、そのような状態が脳内で慢性化すると認知症発症の原因になりうる。

だが脳内には昼の間、酸化ストレスを健全なレベルに保つ賢いシステムが存在する。酸化ストレスと戦う神経細胞を助けるべく、抗酸化プロセスを始動させる「サーチュイン」と呼ばれるタンパク質を脳細胞内に形成するのだ。

その一方で、このシステムは睡眠中にはあまり機能しないことがわかっている。加えて、睡眠障害に悩まされ、夜に起きている時間が長く続くと、脳は外部からの情報や思考を処理するためにエネルギーを消費しつづける。その結果、よりによって抗酸化システムが機能しない夜の時間帯に、さらに多くの活性酸素が産出されるのだ。

睡眠障害に悩まされている場合にとるべき最善の方法は、**寝室を暗くすること**だ。絶対に明かりをつけてはならない。光が脳内のメラトニン分泌を妨げてしまうためだ。

メラトニンというホルモンは、入眠の時間がきたことを脳に教えるだけでなく、強力な抗酸化作用をもつ。夜中に目が覚め、脳がエネルギーを消費しつづける間に酸化ストレスと戦うためには、まさにこのメラトニンの効果が必要になる。暗闇は、脳を外部の影響からある程度遮断してくれる。

メラトニンが認知症予防に重要な役割を果たすことは、アルツハイマー病患者の夜間のメラトニン分泌量が、同年代の健康な人に比べ少ないと明らかにした複数の研究が裏づけている。

動物実験では、メラトニンを用いた治療で認知障害の進行を遅らせられる結果が得られている。

「頭を強打したときに出る分子」の濃度が上がる

逆に、アルツハイマー病が睡眠障害を引き起こす可能性を示唆した研究結果もある。

アルツハイマー病と関連のある物質（アミロイドβなど）の濃度が高い状態が長く続くと、臨床上病気だと認められる前から、睡眠障害の症状が見られるようになる。

被験者は、以前に比べ睡眠の持続時間が短くなり、熟睡できなくなったことを報告している。

さらに、睡眠中の知識記憶の定着に制限が生じたことも確認された。

著者ベネディクトらは、睡眠不足が脳にダメージを与えるもうひとつの理由を発見している。

健康な若い男性の血液を採取したところ、たった一晩の睡眠不足のあとに、血液中にＮＳＥ（神経特異エノラーゼ）とＳ１００Ｂ（Ｓ１００カルシウム結合タンパク質Ｂ）という分子の濃度が上昇したのだ。

これらは本来、神経細胞やグリア細胞に存在する分子であり、血中濃度の上昇は通常、急性の外傷性脳損傷（たとえば頭部を強打した場合など）に際して見られる現象である。検出された値は急性脳損傷時ほど高くないものの、それでもこの測定値は、**一晩の睡眠不足が神経細胞とグリア細胞の損傷リスクを高める可能性がある**ことを示唆している。

死亡したアルツハイマー病患者の脳を調べると、同年代の健常対照者と比べ、視交叉上核の神経細胞が明らかに脱落、死滅していることがわかる。

すでに説明したように、視交叉上核は私たちの体内時計の中枢、マスタークロックのある場所だ。アルツハイマー病に起因する脳内のプロセスは、睡眠に影響を与えるだけでなく、睡眠・覚醒リズムをも混乱に陥れるのだ。

だが、どちらが原因で、どちらが結果なのだろうか。**睡眠・覚醒リズムの乱れが、認知障害や認知症の発症リスクの上昇と関連する**ことを示す研究が増えている。

アムステルダム大学の研究者たちが、高齢者施設で実施した調査がある。まず、認知症の症状をもつ高齢者に午前中太陽の光を浴び

Column 睡眠障害が「アルツハイマーリスク」を50%上げる

1970年、当時50歳だった男性グループを対象に40年にわたる追跡調査が開始された。調査期間中、睡眠について繰り返し質問を行った。

睡眠障害を訴えていた人は、よく眠れていると答えた人に比べ、長期観察期間中にアルツハイマー病を発症するリスクが50%高かった。とくに、人生の後半ステージで睡眠の問題が発生したケースでそのリスクが上昇した。

だが心配しないでほしい。50%と聞くと不安になるが、アルツハイマー病と診断されるリスク自体がそれほど高いわけではないので、強く懸念するような数字ではない。

それにしても、睡眠の効用の幅広さにはただ驚くばかりである。

させ、夕方にメラトニンのサプリメントを飲んでもらった。そうすることでできるかぎり正常な睡眠・覚醒リズムに近づけ、認知能力と記憶力に改善が見られるか検証を行ったのだ。

結果は驚くべきもので、記憶力や精神状態（一般的な認知症の症状）の悪化速度が鈍化した。

これはおそらく、認知症の進行の鈍化をも意味するのではないか。

加齢で脳波が「変なとき」に出る

先に述べたように、高齢者の眠りは一般的に、若い人に比べ短い。

しかし、年齢層によって異なるのは睡眠時間だけでない。睡眠中に脳内で進行するプロセスにも変化が生じる。

加齢とともに、前頭葉で生成される（学習、作業記憶、意思決定、ストレスマネジメント、そのほか多くのことに重要な）ゆっくりとした脳波と視床の睡眠紡錘波との深い睡眠中のコンタクトが、うまく機能しなくなってくる。前頭葉から送られてくる脳波に気づくのが遅くなるため、視床は、脳波がちょうどピークに達し、とくにはっきりと聞こえるタイミングで睡眠紡錘波を送ることができなくなるのだ。

そうなると記憶の定着に支障をきたすようになる。脳が「保存ボタン」を押すには、ゆっくりとした脳波が最高の振れ幅に達したときに睡眠紡錘波が到達しなければならないからだ。

睡眠紡錘波は、神経細胞へのカルシウムの流れを増加させ、それによって神経細胞同士の強い接合をうながし、長期記憶の形成に貢献する。

前頭葉にアミロイドβのプラークが形成されている人に顕著だが、ゆっくりとした脳波と睡眠紡錘波の連携が乱れる結果、高齢者では夜の間に長期記憶保管庫に記憶が保存されにくくなる。

軽度の認知障害（アルツハイマー病の前段階）に悩む患者を対象とした研究は、希望を与えてくれる。

研究者たちが、「低速振動性経頭蓋直流刺激」と呼ばれる微弱で無害な電気刺激を脳に与えたところ、高齢者の睡眠中のゆっくりとした脳波と睡眠紡錘波の同期を最適化することに成功したのだ。

高齢になっても、より多くの記憶を長期記憶に定着させられるようになるのではないかと期待されている。

「いびき」は危険サインかもしれない

加齢とともに睡眠が妨げられる要因がもうひとつある。

60歳以上の男性の20%、女性の10%が睡眠中の呼吸の問題に悩まされている。アメリカの研究が示すところでは、睡眠中の呼吸に問題を抱える高齢者は、そうでない人に比べ、軽度の認知障害と診断される時期が平均10年早まるという。

だが、**ＣＰＡＰ療法（２７１ページ詳述）を用いたいびきや睡眠時無呼吸症候群の早期治療により、認知障害の進行を遅らせることができる。**

歳を重ねるにつれ、中～重度の睡眠時無呼吸症候群や認知症を発症するリスクが高まることを踏まえ、睡眠中の呼吸の問題（継続的ないびきなど）を真剣にとらえることが重要だ。

睡眠時無呼吸症候群かもしれないと心当たりのある人は、可能なかぎり早く治療を開始できるよう、ぜひ医師の診察を受けてもらいたい。

第3部

熟眠人

体のすみずみまで熟睡を効かせる

9章

眠って「スリム」になる

「体型」は目を閉じている間に変わる

50歳を祝う友人のバースデーパーティに招かれ、何を着て行こうか迷っているとする。

自分が40歳の誕生日会を催したときに着た、ブルーのスーツがいいだろうか。クローゼットの奥から引っ張り出し、ズボンに足を入れてみる。ん？ ファスナーとボタンがしまらない。スーツが縮んだのだろうか。10年間、1度も着ていないというのに!?

不愉快な真実は、お腹まわりに脂肪を蓄えてしまったということだ。10年の間にはいろいろなことが起こる。代謝が遅くなり、筋肉量が減ることに加え、食生活や運動習慣の変化といった外部要因も影響する。もちろん睡眠も……。

世界の様々な国や地域で大規模集団を対象に実施された調査で、**睡眠時間が7時間未満の人は過体重や肥満になるリスクが高まる**ことがわかっている。それだけではない。調査期間中にはけっして太り過ぎではなかった人たちも、長期的には過体重や肥満になりやすいことが判明しているのだ。

可能なかぎり正しい結論を導き出すべく、複数の研究結果を統合して比較リサーチするメタ分析も実施されている。それによると、**一晩の睡眠時間が7時間未満の人は、7～8時間（つまり、ほんのわずか睡眠時間が長いだけ）の人に比べ、肥満となるリスクが50％上昇する**ことが明らかになった。

人体は「出す」より「溜める」性質がある

あなたの周囲にはいないだろうか、大食漢にもかかわらず、しかもほとんどスポーツもしないのにまったく太らない人が。

「不公平だ」と感じる人もいるだろう。いや、実際に不公平なのだ。

これらの人はおそらく食料の利用効率が悪く、栄養を燃料にうまく変換できない。その代わり、栄養の大半を熱に変える。いわゆる「食事誘発性熱産生」が高く、食べ物から得られるエネルギーの多くがもっぱら体熱として消費されるため、簡単には体重が増えない。

太り過ぎに悩む人は、これと正反対のことが起こる。より多くのエネルギーを脂肪という形で蓄え、放出する熱の量が少ない。つまり食事誘発性熱産生が低いのだ。


石器時代なら、後者の人のほうが羨ましがられたにちがいない。食料が簡単には手に入らず、規則正しく食事をとるのが当たり前でなかった時代、エネルギーを蓄えられるのは、進化にとって利点だった。

大昔には食料を求めて長い道のりを進まねばならなかったことから、**私たちの体はそもそも、エネルギーを消費するより蓄えるように設計されている**。食べ物がいつでも手に入る今日の社会とは、状況がまるで違う。本来、狩りに出て、木の実や果実を採集するように作られた人類の体は、食べ物がたくさん詰め込まれた冷蔵庫がいつも目の前にある状況に、そう簡単には適応できない。

そのせいで私たちの多くが、つねに体重増加の危険にさらされているのだ。

夕食は「熱」になりにくい

ところで、食事誘発性熱産生が占める割合は、エネルギー代謝全体のごく一部にすぎない（約5～10％）。大半は基礎代謝、すなわち安静な状態で変換されるエネルギーだ。

これに活動代謝が加わる。活動代謝の量は、生活スタイルにより増減させることができる。じっと座ってエネルギーを節約することもできるし、多くのエネルギーを消費するために走り、跳び、のぼり、そして歩くこともできる。

総エネルギー代謝に占める割合こそ小さい食事誘発性熱産生だが、長期的に見れば、その効果は見逃せない。

平均より熱産生が低い人が毎日100キロカロリーの余剰カロリーを蓄えると、

1か月で3000キロカロリーになる。年間では3万6000キロカロリーになる計算だ。8000キロカロリーが体重約1キログラム分に相当するので、1年で4・5キロ体重が増える危険がある。

そろそろ、食事誘発性熱産生が睡眠と何の関係があるのだろうと疑問を感じただろうか？

熱産生量が高い人もいれば低い人もいるが、共通するのは1日を通して熱産生量は変動するということだ。

日中は体温が高いため、食事から得られるエネルギーも大半は熱産生活動を維持するために使われる。その一方で、夕食には本来それほど多くの栄養は要らない。睡眠中に休息をとる準

Column 肥満で体内に「炎症」が起きる

睡眠の質の悪さが体重に悪影響を与える一方で、過体重や肥満が睡眠障害の原因になる可能性もある。

太り過ぎの人は首のまわりに脂肪を蓄えていることが多く、それが睡眠時無呼吸症候群を引き起こすおそれがある。夜の間、繰り返し呼吸が停止することは、睡眠の質を低下させる最も一般的な原因であり、体に大きな負担をかける。

肥満は、体内の弱い炎症と関連しているケースが多く、その結果、脂肪組織内にサイトカイン（ある種の炎症マーカー）の形成がうながされる。これは睡眠の質の低下につながり、体が炎症と戦うためにエネルギーを、ひいては休息のための睡眠をより多く必要とすることから、肥満の人は強い倦怠感に悩まされることが多い。

備として、私たちの体は体温を下げる。言い換えれば、**夕方や夜間は食事が熱に変換される量が最も少ない時間帯**なのだ。そのため、夕食時には、朝食や昼食時ほど熱産生のためのエネルギーを必要としない。

したがって、就寝の直前にしっかりとした食事をとったり、夜遅くにたっぷり間食したりすると、摂取したエネルギーはそのまま脂肪貯蔵庫に送られてしまう。そんな食生活を長く続けたら、体重増加は避けられない。

「代謝」は日中ピークになる

先述したように、代謝は1日を通して変動する。そのため食事は代謝のピーク時、つまり日中に摂取することを勧めたい。

その一方で、代謝は睡眠によっても、正確にいえば睡眠不足からも影響を受ける。ただし睡眠不足に左右されるのは、基礎代謝ではなく食事誘発性熱産生だけ。**一晩睡眠が不足すると、翌朝の熱産生量が約20%低下する。**別の言い方をすれば、寝不足の後の体は、より多くのエネルギーを蓄えようとするのだ。

このことは、著者がドイツの研究者たちと行った実験でも確認されている。体は、よく眠れなかった夜のエネルギー消費量が通常よりも多かったことを記憶し、食事から得られるエネルギーを蓄えることでこれを補おうとする。このような状況に置かれた脳は、**「昨夜のような大量のエネルギー消費を経験したからには、将来同じような夜が訪れたときに備え、何が何でもエネルギーを貯蔵しておかなければ」**と考えるのだ。

要するに、体重の増加は摂取カロリー量だけの問題ではない。代謝が一日中いつでも同じように効果的に機能するわけではないことから、食事をいつとるかも重要だ。一定時間断食をするインターバル・ファスティングが多くの人に効果があるのも、そのためではと推察できる。たとえば、朝8時から18時の間に食事をとり、18時から翌朝8時まで、つまり代謝が休憩をとる時間帯にエネルギー摂取を休止することで、腰まわりに脂肪がつきにくくなるというわけだ。

1度や2度、熟睡できなかっただけなら、長期的に深刻な影響をもたらすことはおそらくないだろう。

だが、しょっちゅう睡眠トラブルに悩まされている場合は、いずれ体重増加の問題が起こる可能性がある。

寝不足だと「大きいもの」が食べたくなる

よく眠れなかった夜のあとにエネルギー消費を節約するために、私たちの体はもうひとつのトリックを使う。

たとえば、翌日に運動やそのほかのエネルギーを消耗する活動を避けようとするのだ。体を動かしてもすぐに疲れを感じるので、自然に運動量が減る仕組みだ。

慢性的な睡眠不足による体重増加の原因は、以上のように食事誘発性熱産生量の低下と身体活動の減少と相まった、摂取カロリーの増加と不健康な食生活にある。

後者については、著者ベネディクトらが詳しい研究を行っている。被験者グループをウプサラ大学に招き、睡眠不足の翌日に被験者たちがどのような食事を欲するか調査を行った。

まずコンピュータの画面上に、様々な食べ物を表示する。いずれも複数のサイズが用意され、実験参加者たちには、希望する食べ物に加え、満腹感が得られそうなサイズを選択してもらった。

すると、**徹夜をした被験者は、7~8時間の睡眠をとった対照グループに比べ、より大きなサイズの食事を選んだ。**脳が一晩中起きていて、翌朝その分のエネルギーを渇望することを思えば、さほど驚くような結果ではない。

その後、実験参加者全員に、ヨーグルトとオートミール、ハムやチーズを挟んだパンという朝食セットが提供された。食後に、満腹になったかどうかを尋ねたところ、全員がイエスと答えた。

この後、もう一度、コンピュータ上で先に選んだ食事の量を見直し、あらためて理想的なサイズを回答してもらった。すると、**睡眠をとらなかった実験参加者たちは変わらず、十分に睡眠をとった人たちよりも大きめのサイズを選択し、しかもファストフードを好む傾向が顕著だった。**朝食後に満腹だと答えていたにもかかわらず、だ。

7時間未満睡眠では「甘いもの」に抗えない

アメリカでも同様の研究が行われていて、睡眠時間が短い人、具体的には**一晩の睡眠時間が7時間未満の人は総じてより多くの糖分をとり、食物繊維の摂取量が少ない**という結果が出ている。

スウェーデン人研究者とドイツ人研究者、そして著者による別の共同研究では、被験者は1回目の実験では眠ることを許され、2回目の実験では徹夜を強いられた。それぞれの翌朝、被験者たちに300スウェーデン・クローナを渡し、「食べ物を買ってきてください。明日はすべての店舗が休業するという前提で、全額を使ってきてください」と伝え、買い物に行ってもらった。

さて、何を買ってきただろうか。予想どおり、徹夜明けの被験者たちは、たっぷり眠ったあとに比べ、脂肪分が多く、甘く、カロリーの高い食品を購入した。これは進化の観点で見れば、非常に賢い選択だ。よく眠れず、目が覚めている間に多くのエネルギーを消耗したときには、脳に再び十分な燃料を補給しなければならない。

この研究結果は、睡眠不足が食事の量だけでなく、食事内容にも影響を与えることを示している。

満足に眠れないまま朝を迎え、ビュッフェで朝食をとる場面を想像してほしい。何回、おかわりすることになるだろう。そのうえ、お皿にはオートミールではなく、厚くて甘いパンケーキが盛られるにちがいない。

睡眠不足の日に食料品の買い出しに行ったなら、何がカートに放り込まれることになるだろうか。果物や野菜コーナーよりも、ケーキのカウンターやお菓子売り場のほうが魅力的に感じ

Column 睡眠時間が増えて「砂糖摂取量」が1日10g減った

イギリスのある研究では、普段の睡眠時間が7時間未満の成人の被験者に対して、一人ひとりに合った睡眠習慣改善のための4つのアドバイス（「就寝前にはカフェインを摂取しない」「エクササイズを行う」など）が書かれたリストを渡した。睡眠時間を延ばすことがその狙いである。何時頃に睡眠をとるべきかも伝えられた。

これらの指導によって被験者の夜の睡眠時間が長くなったとき、**砂糖の摂取量がプログラム開始当初に比べ1日につき10グラム減少**していることが確認された。同様に、**炭水化物の摂取量も減っていた。**

生活習慣に小さな変化を起こすだけでも、睡眠時間が長くなり、食事のバランスを改善する効果があるようだ。

られる可能性が高く、高カロリーの食べ物でいっぱいの買い物袋を抱えて家路につくことになる。

その結果、自分自身の体にダメージを与え、体重を増やすだけでなく、家で待つ子どもたちも冷蔵庫の中の牛乳や水の代わりに、買い物袋の中のジュースを欲しがるだろう。

それもこれも、あなたの睡眠が足りなかったばかりに……。

ホルモン分泌が「あべこべ」になる

十分な睡眠がとれなかった翌日に、私たちが無意識のうちにより多く、より高カロリーな食事を欲するのには、どのようなメカニズムが作用しているのだろうか。

「食事の時間だよ！」という合図を脳に送るために、胃はまず食欲を増進する「グレリン」というホルモンを分泌するが、睡眠不足の状態ではより多くのグレリンが生産される。

それに加え、通常は食後に腸から分泌されて脳に満腹であることを知らせるホルモン「ＧＬＰ－１」が、睡眠不足時には90分後になってようやくピーク反応を示すことが研究で報告されている。満腹を伝える信号がいつもより遅れて出るため、その間も食欲ホルモンが活発に活動を続けることになる。その結果、私たちは必要以上の量の食べ物を口にしてしまうのだ。

なお、これらのホルモンに関しては、性差が存在する。

睡眠が不足すると、女性ではＧＬＰ－１ホルモンに、男性ではグレリンに、より多くの変化が見られる。だが、空腹に与える総合的な効果に関して違いはない。

「食欲抑制ホルモン」の出が一日中悪くなる

私たちの体内にはもうひとつ、睡眠が足りないときに食欲を普段より強く刺激するメカニズムがある。

通常、夜の睡眠中には「レプチン」が大量に分泌される。レプチンとは脂肪組織で作られる満腹ホルモンで、免疫システムの活性化にも重要な役割を果たしている。夜中に空腹で目が覚めることがないよう、脳に満腹だとシグナルを送るのもレプチンの仕事だ。

朝になるとレプチンの分泌量は減少する。私たちの体は、起床とともに新しい1日に必要なエネルギーを急いで補給しなければならない。ところが睡眠不足になると、血中のレプチン濃度が朝だけでなく、一日中低下し、食欲を抑制する効果が発揮されない。

MRIを用いて脳内の血流を測定することで、脳で何が起きているのか確かめることができる。

徹夜明けの被験者に食べ物の写真を見せると、睡眠をとった対照群に比べ、大脳辺縁系（報酬中枢）が活発に活動することが認められた。

大脳辺縁系を「衝動的な小悪魔」、合理性をつかさどる前頭葉を「天使」として、対峙させてみよう。天使・前頭葉は、私たちが適量の食事を摂取するように、「ここにあるものを全部食べたらどんな結果が待っている？」と問う。だが睡眠不足になると、前頭葉は残念ながらあまり活動せず、小悪魔の大脳辺縁系がその隙につけ込み前面に躍り出る。そして小悪魔が、必要以上に食べろと私たちの耳元でささやくのだ。たっぷり睡眠をとれば、天使と悪魔の形勢が再び逆転し、今度は悪魔を抑えて天使が優位に立つ。

「善悪の判断」がつかなくなる

著者ベネディクトは研究チームとともに、一晩の睡眠不足の後の天使、つまり脳の前頭葉の能力を測定した。

実験ではコンピュータ上で被験者に様々な単語を見せ、「椅子」「窓」あるいは「車」といった中立的な単語の場合はスペースキーを押し、「チーズ」「アイスクリーム」「パプリカ」「パン」などの食べ物ではキーを押さないように指示した。

これにより個々の被験者の衝動性をテストしたのだが、睡眠が十分でない被験者は、食べ物の単語が現れた際にもスペースキーを押した。肩の上の小悪魔が、天使との戦いに勝利したといえる。

なお、このメカニズムが影響を与えるのは食事の摂取に対してだけではないことに注意が必要だ。小悪魔が支配権をもつと、薬物やアルコールなど、とくに強く危険な誘惑に対する衝動も高まることになる。

生活全般において衝動性と攻撃性が目立つようになり、ストレスへの抵抗力が弱くなり、運転能力も制限されてしまう。

睡眠時間で「筋肉量」が変わる

睡眠不足の作用は、体重増加だけにとどまらない。身体組成、つまり体脂肪と筋肉量の割合にも影響を及ぼす可能性があるのだ。これは、睡眠不足（ここでは、一晩に

Column　10代は「睡眠時間8時間未満」で肥満リスク2倍に

睡眠時間が８時間未満の子どもは、推奨される８時間以上の睡眠をとる子どもと比べると、肥満になる危険性が２倍も高くなるという研究結果がある。成人では、睡眠時間が推奨の７～９時間より短い人の肥満リスクは、そうでない対照群に比べ50％高まるだけだ。

ティーンエイジャーの脳は、思春期をへて25歳頃まで成長を続けるので、たくさんの睡眠を必要とする。ティーンエイジャーが睡眠不足に陥ると、代謝のみならず、食べるべきか否かを判断する脳にも影響が及ぶ。

前頭葉の衝動制御能力の睡眠不足からの回復は、成人のほうが早いようだ。ティーンエイジャーの前頭葉の機能はまだ完全には発達しきっていないため、睡眠が足りないと、その翌日は誘惑に負けずに、魅力的なファストフードを拒否することがなおさら難しくなる。

6時間未満）と好ましくない身体組成バランスが形成されるリスク上昇との関係を明らかにした大規模集団調査でも示されている。**睡眠不足が長く続くと、体脂肪の割合が増加する一方、筋肉量が減少する**危険性があるのだ。

事実、たった一晩の睡眠不足により、この現象の原因と思われるエピジェネティック変異が引き起こされることが、著者ベネディクトとウプサラ大学の研究者たちが行った研究で判明している。

同研究では、被験者グループの脂肪組織と筋肉組織のサンプルを2回にわたり調べた。1度目は夜に眠ることを許されたあと、2度目は夜の大半を起きて過ごさねばならなかったあとだ。寝不足の被験者では、脂肪組織内の代謝に変化が確認された。この現象は、脂肪貯蔵庫の形成につながるもので、肥満や2型糖尿病の人にも似たような変化が起こることが知られている。加えて、筋肉組織の分解が進んでいる兆候も明らかになった。

シカゴで行われた、減量に睡眠がどう影響するかを調べた研究でも、同様の結果が報告されている。過体重の被験者を2グループに分け、カロリーを抑えた食事を提供した。そして一方のグループには十分な睡眠をとってもらい、もう一方のグループには睡眠時間に制限を課した。

結果、両グループとも体重は減少したものの、睡眠時間が少ないグループでは脂肪組織よりも筋肉組織が多く失われたのだ。

問題は、なぜ睡眠不足がこのような効果をもたらすのかということだ。

様々な可能性が検討され、犯人は「テストステロン」という筋肉を作るうえできわめて重要な役割を果たすホルモンだということで決着がついている。睡眠不足でテストステロンの分泌

Column 「ロングスリーパー」の体重オーバーリスク

体重が増加する危険性があるのは、睡眠時間が短い人たちだけではない。一晩に９時間以上の睡眠をとるロングスリーパーも、過体重や肥満になるリスクが高い。

長時間睡眠は多くの場合、私たちの体が、たとえば睡眠時無呼吸症候群などに起因する睡眠の質の悪さを補おうとするために起こる。そのうえ、睡眠時間が長いということは、１日の活動時間が短くなり、総じてエネルギー消費量が少なくなることを意味する。

ほかにも、午前中ベッドで長々と過ごすと、日光を浴びる時間が少なくなり、その結果、睡眠・覚醒リズム、さらには食事の時間が後ろにずれ込む可能性がある。これまで述べてきたように、これらもまた体重の増加をうながす原因だ。

が少なくなる結果、筋肉量の減少と脂肪量の増加が助長されるようなのだ。

若い成人を対象としたアメリカの研究では、睡眠時間5時間の日が1週間続いただけで、血中のテストステロン濃度が10～15％低下したことが報告されている。

これは逆にいえば、質のよい睡眠によって、脂肪の蓄積と筋肉の分解を予防できるということでもある。加齢とともに身体組成が変化し、筋肉量が減少することを考えれば、このプロセスを睡眠不足で加速させないことが大切だ。

「腸内細菌」は夜、休まないと働けない

ジュリア・エンダースの『おしゃべりな腸』（小社刊）が話題となったことからもわかるように、ここ数年、腸内フローラに人々の関心が集まっている。

腸に関する、きわめて興味深い有益な科学的知見が次々と発表されていることを考えれば、これはまったく不思議ではない。

昨今では、体だけでなく、腸内フローラもまた、睡眠・覚醒リズムに支配されていることが明らかになっている。

多くの腸内細菌は、昼の間に代謝活動を活発に繰り広げ、夜はある種の休息モードに入る。たとえば、腸内フローラのうち水溶性の食物繊維と栄養素を代謝したり、短鎖脂肪酸など健康を増進する物質を生産したりする腸内細菌は、夜間には働けない。夜遅くの飲み食いが健康に悪影響を及ぼすのは、このためだと考える研究者もいる。

肥満や2型糖尿病患者の腸内フローラの構成や多様性の変化を観察した最新の研究もある。どちらの病気も、慢性的な睡眠不足と関連がある。

著者ベネディクトらによる最近の研究でも、睡眠不足が腸内フローラに影響を与える可能性が示唆されている。

Column 夜間勤務は「消化管」の体内時計にすぐ影響する

夜勤シフトの状況を模して実験を行ったところ、被験者の消化器系の代謝物質（代謝時に生成される物質）の生成が12時間遅れることがわかった。その際、被験者の脳のマスタークロックの遅れはたった2時間だった。これは、**マスタークロックに比べ、私たちの消化管の体内時計が勤務時間の変化に強くかつすばやく反応する**ことを示している。

同時に、これは、夜間のシフト勤務者の体内時計の同期に乱れが生じることを意味する。つまり、一部の体内時計が「昼だ！」と思っているのに、ほかの体内時計は「夜だ！」という信号を送るということだ。もしかするとこのことが、シフト勤務者が代謝障害に悩まされる理由を説明するのかもしれない。

睡眠不足が、正常体重の人の腸内フローラにどの程度変化をもたらすかを解明するのが研究の目的で、健康な被験者を対象に、中程度の睡眠不足（一晩に約4時間の睡眠）が2日間続いた前後の腸内細菌の分析を行った。その後、被験者たちには8時間の睡眠をとってもらい、再度腸内細菌の検査を実施した。

分析を通し、腸内フローラに変化が生じていることが発見された。たとえば、睡眠不足は、善玉菌「バクテロイデス門」に対する悪玉菌「フィルミクテス門」の割合を高めるようなのだ。肥満症の被験者や動物を対象とした別の研究でも、フィルミクテス門の増加と、バクテロイデス門の減少が見られたと報告されている。

睡眠時間は「外見」に出る

睡眠不足は、私たちの健康、そして私たちが周囲の環境をどうとらえるかに影響を与えるばかりではない。私たちの外見や周囲に与える印象をも左右する。

この関係について、ストックホルムにあるカロリンスカ研究所が、学生を3グループに分けて調査している。第1グループは7～8時間の睡眠をとり、第2グループは完全に徹夜、第3グループは数時間の睡眠をとることが許された。翌朝、被験者全員の写真を撮影した。

研究者たちはその後、第4の学生グループを研究所に招いた。これらの学生には、実験の内容はいっさい知らせず、ただすべての写真に目を通し、それぞれの人物がどの程度健康的で、活動的で、信頼できると感じたか印象を評価し、0〜100までの点数をつけてもらう。きわめて魅力的で信頼の置けるタイプが100、まったく魅力がなく、信頼できない人物が0である。

第4グループは、十分に睡眠をとらなかった被験者を総じて魅力に欠け、健康的でなく、信頼できないと判断した。外見的なイメージは確かに、よく眠ったか否かに大きく影響を受けるようだ。

このことは当然、特定の状況では不利に働くだろう。

仕事で重要な企画会議が開催されるときにはもちろん誰でも、疲労など微塵も感じさせず、颯爽として、エネルギッシュで、自信に満ち、信頼できる有能な人物と見られたいはずだ。

採用面接でも同じことがいえる。睡眠不足だと、認知能力が制限されるだけでなく、あまり魅力的でない、どうも信頼できないと評価され、念願のポジションを逃しかねない。

プライベートも同じだ。うわの空で、ぼんやりとし、気力のない印象を与えるようでは、パートナーや子どもとの関係もうまくいかないだろう。

「クマ」は目の下に溜まった体液

眠れない夜にはいったい何が起こるのだろうか。魅力がない、信頼に足りないと認識されてしまうほどに外見を変えるものは何なのだろうか。

きっと誰もが知っているのは、睡眠不足のあとにできる目の下の不愉快なクマだろう。**睡眠時間が少ないと、目の下に体液が溜まり、黒い輪が生じる**。疲労が溜まっている人はとくに肌の弾力が全体的に衰えるため、よけいにクマが目立つようになる。

目の下の皮膚に最も顕著に見られるが、睡眠は肌全体にも大きな影響を与える。皮膚は最大の臓器で、睡眠不足の影響はほかの臓器同様、ここにもはっきりと現れるのだ。

パワーを回復するために、皮膚も夜の休息を必要としている。覚醒時、皮膚は私たちを環境毒素、排気ガス、病原体から保護してくれている。夜間は、皮膚もこれらすべての影響から解放され、一息ついて、再生を果たすことができる。ところが睡眠が不足すると、肌は回復の機会を逸し、ダメージを免れない。

では、寝不足のせいで、信頼の置けない人物だという印象を与えるのはなぜだろう。科学者の考えるセオリーは次のとおりだ。

よく眠れないと、あらゆる動きが鈍くなり、エネルギー不足で力なく、ぐったりとして見える。また、疲労のおかげで、ほかの人の目を直視するのが難しくなる点も見逃せない。エネルギーが不足しているためだ。

それにも理由があり、このように行動することで、人は攻撃につながる感情的な衝突を回避しようとするのだ。睡眠不足で衰弱した状態では、負担が大きすぎるというわけである。

じつに賢い私たちの体……。

10章

「免疫力」を強くする

眠りは「がん」さえ遠ざける

私たちの世界には、いたるところに病原菌が存在する。

誰かがくしゃみをすれば、ウイルスや細菌が部屋中に撒き散らされる。公衆トイレや職場のトイレのドアの取っ手を握れば、ほかの多くの利用者の病原菌をもらうことになる。直前に地面を転げ回り、ほかのイヌの糞の臭いを嗅いでいたイヌに、顔や手をなめられることもある。

人は日々、細菌やウイルスにさらされているのだ。皮膚、腸、粘膜、あるいは肺から取り込まれた細菌やウイルスは、体内で悪事を働こうと試みる。

だが私たちの体には「免疫システム」という名の防御メカニズムが組み込まれていて、ほとんどの侵略者から体を守ることができる。

睡眠不足で「感染症」にかかりやすい

この防御メカニズムの一部は、「非特異的（自然）免疫システム」と呼ばれる。自警団のような存在で、スキャナー（スーパーマーケットのバーコードスキャナーに少し似ている）を手に、侵入の可能性を探り出すために体内を巡回する。不審者を発見すると、有効なバーコードを所有しているか、つまり体に属するか否かをチェックする。容疑者のバーコードが、たとえば肝臓や腸、心臓に分類される場合は、体の正当な構成要素とみなされ体内に残ることが許される。逆に、その体固有の細胞ではなく、異質な侵入者だと判明すると、使える手段をすべて用いて戦うことになる。

著者ベネディクトは、睡眠不足がこの非特異的免疫システムにどのような影響を与えるか、その関係性を探るべく実験を行った。

何がわかったか？　徹夜をした後、体内の自警団は異物探索時の食らいつきが弱くなり、すぐに疲れてしまったのだ。つまり、**十分な睡眠がとれなかったあとは、感染症にかかりやすくなる**ということだ。

「細胞」がウイルスと戦う

非特異的免疫システムに加えて、私たちは侵入者に対してより的を絞って対応する、「特異的免疫システム」を有している。

特異的免疫システムは時間の経過とともに洗練され、発達していく。非特異的免疫システムとは違い、生まれつき備わっているものではない。

例を挙げよう。

Column 睡眠が足りないほど「風邪」をひきやすい

点鼻薬によって風邪ウイルスを投与された被験者164人の睡眠時間を調べた実験がある。6時間睡眠の実験参加者は7時間の睡眠をとっている参加者よりも、風邪をひくリスクが4倍高かった。

布を裁断していてハサミで指を切ってしまったとする。ハサミについていた細菌が傷口に付着し体内に侵入すると、体は「樹状細胞」と呼ばれる免疫細胞の一種を引き寄せる情報化学物質を放出する。これを受けて樹状細胞は細菌の情報を収集し、分析し、外敵であると結論づけると、細菌に関する重要情報を保存する。樹状細胞は続いて、「T細胞」（様々な能力をもつ免疫細胞）が存在するリンパ節へ向かい、そこで先に保存した情報を提示する。

これが既知の情報であると判断すると、T細胞は分裂と増殖を開始する。T細胞はウイルスや細菌に対して適切な武器を備えていて、平和を乱すものとの戦いのためのタスクフォースのようなものを形成する。

一部のT細胞は、侵入者に対し直接攻撃を仕掛けようと決意する一方、ほかのT細胞は、「B細胞」を刺激する。体内に侵入した異物（抗原）に合致する抗体を作り出すのがB細胞の役割だ。抗原とB細胞が産生した抗体がドッキングすることで、体の免疫システムは、侵入者をはっきりと識別できるようになり、より狙いを定めて敵を倒すことができる。

このシステムが円滑に機能するかぎり、人は健康でいられる。

寝不足だと「細菌」を追えない

しかし、この免疫システムが効果的に機能するか否かは、質のよい睡眠にかかっている。

細菌やウイルスとの戦いには多くのパワーが必要だ。一晩あるいは連日、満足な睡眠がとれない夜が続き、睡眠不足によってエネルギーを消耗し、必要な力の源が不足した脳は免疫システムに次のような伝令を送ってしまう。「もう無理だ、あまりにもストレスが多すぎる、エネルギーが必要だ」と。

すると、侵入者追跡任務の優先順位は急降下していく。

安全で快適なベッドの中では、覚醒時よりも細菌やウイルスとの接触が大幅に減少する。そのため、免疫システムは落ち着いて自らの仕事に専念できる。

昼間に指を怪我し、ちょっとした炎症を起こしたと仮定しよう。その後ベッドに入り、免疫システムが妨げられることなく任務を遂行できたなら、炎症は早く治癒する。加えて、睡眠の最初の数時間には、免疫システムの防衛を精力的にサポートするすばらしいホルモン・ミックスが分泌される。血中のメラトニン、ソマトロピン、プロラクチン濃度が上昇する一方で、免疫を抑制する効果をもつコルチゾールの割合は低下する。

しかし、徹夜したり、睡眠が不足したりすると、免疫システムがミッションを成し遂げるための静かな時間が奪われるだけでなく、体は貴重なホルモン・ミックスをも逃してしまうことになる。

「予防接種の効き目」はその日の睡眠時間で決まる

それどころか、睡眠不足は特定の免疫システムを弱めることが研究で確認されている。

散歩中にほかのイヌの糞の臭いを嗅いでいた愛犬を再び例に出そう。

イヌに顔をなめられると、病原体が体内に入ってくる。樹状細胞は、これが異物だと認識すると情報を保存し、リンパ節のT細胞にその情報を示す。その病原菌に特化したT細胞は増殖を始め、B細胞による抗体の産生など、病原菌と戦う重要なステップに移っていく。

このことが私たちの体が病原体を克服する助けとなるわけだが、病原体との接触後の「最初の夜」が、きわめて重要な役割を果たしている。**夜の睡眠が妨げられたり、短すぎたりすると、樹状細胞とT細胞の間の情報交換がうまく行われず、結果として免疫反応が低下する**のだ。

同様のことは予防接種にもいえる。

ドイツで実施されたある研究では、医学生を2グループに分け、A型肝炎とB型肝炎のワクチン接種を行った。その夜、一方のグループにはよく眠ってもらい、他方のグループには徹夜してもらった。

1か月後に両グループの免疫反応を比較したところ、ワクチンを接種した夜に睡眠をとらなかった被験者は、肝炎に対する抗体と免疫細胞の形成が少なかったことが確認された。このように、予防接種の効果はたった一晩の睡眠不足で低下し、被験者は肝炎ウイルスに対する十分な備えを得ることができなかったのである。

ちなみに、徹夜したグループのうち3名の被験者は、あらためてワクチン接種を受けなければならなかった。獲得した抗体があまりに少なすぎたのだ。もう一方のグループの実験参加者は皆、なんら問題なく抗体を獲得できた。睡眠はこのように、予防接種の効果をも左右する。

付け加えれば、ワクチン接種後の最初の夜に成長ホルモンとプロラクチン分泌の上昇、そしてコルチゾール分泌の低下を経験すると、1年後の免疫反応が改善され、これは再接種後にも認められた。

ワクチンを接種したときに一番大切なのは、とにかくぐっすり眠ることなのだ。

「ナチュラルキラー細胞」は眠って活発になる

健康な細胞が体内で突然、抑制も制御もされず増殖・成長することで生じるのが腫瘍だ。

腫瘍は、ある臓器に定着し、その機能を阻害し、悪性腫瘍の場合は臓器を完全に破壊してしまう可能性がある。さらに、いわゆる娘細胞を通して血管内に入り込み、ほかの臓器に転移し攻撃することもある。

がんは、遺伝性のものもあれば、外部からのストレス要因によって引き起こされることもある。最も頻度が高く、それにともない最も解明が進んでいる外的要因は喫煙だ。だが、有害化学物質、アルコール、紫外線、赤身肉などにも発がん性リスクがある。そのほかの重要な外的要因には、睡眠不足と睡眠・覚醒リズムの乱れの慢性化（たとえば夜のシフト勤務など）が挙げられる。

睡眠は様々な方法で、私たちをがんから守ってくれる。

第1に、睡眠中には、タバコや化学物質、特定の食品に含まれる発がん性物質にさらされることはめったにない。

第2に、睡眠中は体内の自警団、いわゆる「**ナチュラルキラー細胞**」が活性化される。ナチュラルキラー細胞はおもに夜に活動し、私たちの体の細胞の状態をチェックする保護細胞だ。がんのリスクを示す変化を発見すると、これらの細胞を破壊し、保護機能を発揮する。だが、睡眠不足の夜には、この保護細胞の活動が低下し、効果的にがん細胞を検出、破壊できなくなってしまう。

「メラトニン」ががんの成長を食い止める

これに関連し、夜のホルモンであるメラトニンの分泌がじつに興味深い役割を果たしている。

メラトニンが放出されると、パトロール隊は、「秩序維持に取り組む時間だ、問題が起こっていないか確認しに行くぞ！」と活動を本格化させる。

さらに、メラトニンはもうひとつ作用をもつ。

腫瘍はエネルギー需要が高く、成長のために血糖（ブドウ糖）を必要とする。より多くの糖質を簡単に手に入れようと、腫瘍は様々な物質を放出し、腫瘍から血管網へと血管を伸ばしていく。そしてブドウ糖の供給拡大に成功すると、がんは転移をし体中に広がっていく。

しかし賢いメラトニンは、**新しい血管の成長を抑制することで、がんの計画に歯止**

めをかけるのだ。

それだけではない、メラトニンは強力な抗酸化作用ももっている。腫瘍は活性酸素の多い酸性環境を好むが、メラトニンはこの活性酸素の除去に貢献しているのだ。

この作用を通し、メラトニンががんの成長を抑えていると考えられる。メラトニンはさらに、乳房組織のエストロゲンの潜在的で有害な影響を阻止する。過剰なエストロゲンは、乳がんを発生させ、成長を促進させる可能性が指摘されている。

「化学療法」の効果が高まる

アメリカで、メラトニン値が自然に低くなる日中と、値が上昇する夕方に被験者グループの血液を採取し、続いて両方の血液サンプルを分離された乳がん細胞に加える実験が行われた。その後の分析で、**メラトニンが豊富に含まれた血液で処理されたがん細胞の増殖速度に遅れが見られた**ことが明らかになっている。

別の実験では、メラトニン阻害剤の添加ががん細胞の成長加速につながることが確認されている。

これらから、がんとの戦いにおいてメラトニンが重要な役割を果たしていると推測できる。

また、このことは、「化学療法」と並行してメラトニンを処方されたがん患者の腫瘍反応を検証した研究でも裏づけられている。メラトニンを摂取すると、化学療法の効果が高まることが示されたのだ。

より確実な結論を導き出すためにも、この分野におけるさらなる研究が求められる。

「シフト勤務者」はがんリスクが高くなる

シフト勤務、とくに夜間のシフト勤務が、がんを引き起こすという話をよく耳にする。実際、複数の研究で、シフト勤務についていると、女性の場合は乳がんのリスクが50％、男性の場合は前立腺がんのリスクが20％高まることが報告されている。

その一方で、いくつかの研究ではシフト勤務と大腸がんの関係性が報告されていること、他方では、シフト勤務とがんの間に関連性は見出せないと結論づけた最新の研究が存在することにも言及しておかなければならない。

シフト勤務はがんを引き起こす可能性があると考える研究者の多くは、その理由を「シフト勤務がメラトニン生産を阻害するから」と説明する。

夜間に明るい部屋でスマホやコンピュータを使って仕事をすると、夜に自然に放出されるメラトニンの分泌量が低下する。翌朝、家路につくときには太陽の光が体内時計に活動開始の信号を送るので、それにともないメラトニンは生産されなくなる。

その結果、入眠が困難になり、日中の睡眠ではメラトニン値が低いため、おそらくがんを予防する機能も弱まると考えられる。

メラトニンは睡眠中の組織の修復に重要な役割を担っているため、メラトニンの分泌量が少ない状態が長く続くと、健康に負の影響を及ぼす可能性がある。だが、睡眠を補い、保護効果の恩恵を受けようと、日中にメラトニン錠の服用を検討しているシフト勤務者がいたら考え直してほしい。

なぜなら、睡眠・覚醒リズムが完全にくるってしまうからだ。どこかの時点で、体内時計、そして体がストライキを起こすことは避けられない。遅かれ早かれ、おそらく2型糖尿病に似た症状が現れるだろう。

メラトニンを摂取することにメリットがあるのは、夜の入眠が困難な人だけ。これらの人が夕方にメラトニンを摂取すれば、体内時計のペースを正しく整えることができる。

スウェーデンでは、メラトニン調合薬剤の入手には処方箋が必要だ。誤った服用を避けるためにも、そうあるべきだろう。

がんに「寝る前の食事時間」が関係していた

「就寝前の食事をとるタイミング」でもがんリスクが変わることが示唆されている。

最後の食事時間と就寝時間との関係を調査したスペインの研究では、**21時以前に食**

事をとる、または夕食から少なくとも2時間空けて就寝すると前立腺がんのリスクが26%、乳がんのリスクが16%低下することがわかっている。

「歳」をとったらこう眠ろう——睡眠ホルモン減を補う眠り方

なお、がんによる死亡の最大のリスク要因は加齢で、それは今後も変わらないだろう。歳を重ねるにつれ、免疫システムの能力が低下するからだ。

だが、もしかしたらそれは、高齢になると睡眠の質が落ちることに起因するのではないだろうか。

加齢とともに、メラトニンの生産量も減少する。当然、どの年齢層でも例外は存在するが、若い人のメラトニン分泌量は年配者よりも多いのが一般的だ。

もし（年齢、日光の恩恵を十分に享受できない目の病気、もしくは遺伝的体質などによって）夕方にあまりメラトニンが分泌されない場合は、安定した睡眠・覚醒リズムを構築し、夜の間に睡眠をとるのがますます重要になる。

「部屋」を暗くしないと脳は眠れない

就寝前の適切なタイミングでメラトニン分泌が始まるようにしたいなら、次の睡眠衛生を守るようにしよう。

①日中は多くの時間を屋外で過ごし（できれば午前中に）、可能なかぎり日光をたくさん浴びる。
②午前中に屋外で運動し、就寝3〜4時間前にはトレーニングを終了する。
③夕方から夜にかけては、コンピュータ、スマホ、タブレットのブルーライトを避ける。
④遅い時間帯にカフェインを摂取しない（15時以降は控えたほうがいい）。
⑤夜中に目が覚めても、照明をつけない。暗闇はメラトニンの分泌をうながすが、光は分泌を抑制する。
⑥日の長い夏の間は、寝室を暗く保つよう心がける。部屋が明るすぎると、メラトニンの分泌量が減少する。ほんのわずかな明かりでも影響がある。

11章

「糖」が溜まらない体

「血糖値」へのいい効果がわかった

「糖尿病」とは、血糖値が高く、尿中に糖分が現れる一連の病気の総称である。糖尿病は、血管、神経、網膜にダメージを与え、心血管疾患などのほかの多くの病気を引き起こす。

「1型糖尿病」は、免疫システムが膵《すい》臓のインスリンを産生する細胞を攻撃し破壊してしまう自己免疫疾患だ。そうなると、体はインスリン（血液から糖分を吸収するよう体の細胞を刺激するホルモン）を作れなくなる。

「2型糖尿病」は、インスリンに血糖値を下げる作用が不足するため、この状態が長く続くと体にダメージを与える。2型糖尿病患者は、高血圧、肥満、そして高コレステロールなどに悩まされるケースが多い。

「前糖尿病」は、2型糖尿病の前段階だ。前糖尿病と2型糖尿病の人は、睡眠や栄養、生活スタイルの改善によって病気の進行を遅らせることができる。

「食生活の問題」とは言い切れない

睡眠不足は糖尿病にも関係があるのだろうか。

糖尿病は一般的に、少なくとも2型糖尿病については、食生活の乱れや糖分摂取量の多さと結びつけられやすい。だが、体がどのようにブドウ糖を処理し、それに応じてどのように2型糖尿病とその前段階を阻止できるかに関しては、じつは睡眠が決定的な役割を果たしている。

2型糖尿病の人には、睡眠の問題や睡眠・覚醒リズムの乱れに悩まされている人が多いことがわかっている。そして、**睡眠の問題を改善できると、体本来のインスリン**

反応が改善し、その結果、糖負荷が軽減されることが研究で判明している。

著者ベネディクトらは、研究実施前には代謝に問題が見られなかった（過体重、肥満、2型糖尿病のいずれも患っていない）被験者を対象とした様々な実験で、睡眠不足とインスリン感受性低下の関係を特定している。

ドイツの研究者との共同研究において、この関係性がとくに顕著に示された。同研究では、16人の健康な若い男性を対象に実験を3回繰り返した。

毎回、起床まで睡眠研究室で8時間睡眠をとってもらったが、最初の回は、妨げられることなく睡眠をとることが許された。2回目は、被験者が深い睡眠に入ったと測定器が示すたびに、睡眠を邪魔する音を鳴らした。3回目の実験では被験者がレム睡眠に入ったタイミングで、同じ音を鳴らした。

被験者には毎回、起床後に砂糖水を飲んでもらい、その後血液サンプルを採取し、血糖値とインスリン値がどのように変化し、また血糖値が再び正常値に戻るまでにどのくらい時間がかかるか分析した。

すると、**深い睡眠が妨げられた被験者は、レム睡眠が妨げられた被験者に比べ、朝**

に砂糖水を摂取したあとにインスリン値と血糖値が急激に上昇した。代謝がスムーズに機能するためには深い睡眠が重要であることが、研究結果から読み取れる。

「昼夜逆転」で2型糖尿病リスクが上昇

残念ながら、うつ病など、深い睡眠を妨げる病気もいくつかある。入眠障害や不安障害に対して処方されることの多いベンゾジアゼピン系のような特定の薬も、深い睡眠に悪影響を与える。

このような病気の人、またはこれらの薬を服用する人は、念のため、糖代謝に問題がないか医師に検査してもらうといいだろう。

著者ベネディクトらが行ったもうひとつの研究では、二晩連続して部分的に睡眠が妨げられるだけで、糖負荷を与えられた後のインスリン反応が20％減少することが明らかになった。

また、「間違った」時間に眠ることも、糖尿病の症状の発現につながる（たとえば、シフト勤務者が日中に眠る場合）。

シカゴで行われた研究では、昼に睡眠をとると、夜に同じ長さの睡眠をとったときに比べ、体のインスリン感受性が30％低下すると報告されている。

加えて、睡眠不足あるいは体内時計に逆らう時間帯に眠ると、２型糖尿病のリスクが高まる可能性があることをボストンの研究者たちが突き止めている。

同研究では、被験者にまず10時間の睡眠を、その後の３週間は24時間の間に分割して合計約６時間の睡眠をとってもらった。

不十分かつ一般的でない時間帯に睡眠をとった期間中、食後に被験者の血糖値が普段より上昇することが認められた。膵臓のインスリン分泌が低下したためで、これは糖尿病の発症リスクを高める要因となる。

体は寝足りないと「血糖値」を上げる

なぜこれらの症状が現れるのだろうか。

問題は、脳と筋肉組織が、そしてある程度は脂肪組織も、同じ燃料、つまりブドウ糖を求めて競い合うことにある。

睡眠不足になると、覚醒時間が通常よりも長くなるため、脳はより多くのブドウ糖を消費する。とくに深い睡眠が不足すると、このエネルギー需要が強まる。それは、深い睡眠の間に重要な記憶を定着させ、不要な記憶を削除するために、翌日、いっそうのエネルギーが必要だと体が判断するからだ。

睡眠中にエネルギーを節約できなかった場合、体は、ブドウ糖の量を増やすことでエネルギーのレベルを維持することを余儀なくされる。

また、疲労をかかえた脳が、ブドウ糖の供給を確保するために、副腎皮質を通してストレスホルモンであるコルチゾールの分泌を刺激するという説もある。コルチゾールの助けを借りて、脳は筋肉にメッセージを送る。「ブドウ糖に手を出すな！　筋肉諸君は別のエネルギー源を見つけるように！」。筋肉はこれをおとなしく聞き入れ、脳にブドウ糖を譲る。

だがこれは問題だ。筋肉組織は通常、食後に血液中のブドウ糖を吸収するようインスリンから刺激を受ける。もし筋肉がブドウ糖を吸収しなければ、血糖値は上昇する。

あまりに「よくないこと」が起きる
――合併症に、筋肉分解

コルチゾールがもたらすもうひとつの望ましくない副作用は、筋タンパク質の分解だ。

コルチゾール量が増える結果、筋肉からアミノ酸が血中に放出されるが、これは長期的には筋肉の分解につながる。放出されたアミノ酸は血液を経由して肝臓に移動し、そこでブドウ糖とケトン体に変換され、再び血中に送り込まれ、脳に運ばれる。

2型糖尿病が危険なのは、様々な合併症をともなうためだ。

Column　寝不足の糖尿病患者は「認知症」を起こしやすい

糖尿病が、認知障害や認知症の原因となる可能性を示した研究がある。

シカゴ大学医学部の研究者たちが、2型糖尿病患者および前糖尿病の人の睡眠と認知能力の関係を調べたところ、両患者グループでは睡眠の質が悪いと、糖尿病や睡眠障害のない人に比べ、認知症に似た症状を発症するリスクが高くなることが確かめられたのだ。

たとえば血中のブドウ糖量が多すぎると高血糖を引き起こす。ブドウ糖が血管の内壁に付着して炎症を誘発し、血管壁を傷つける可能性がある。すると、血管はどんどん狭くなり、ついには血液が流れにくくなり、血圧が上昇する。

慢性的な高血糖は体にとって深刻な負担となり、心臓や目、腎臓などの臓器にダメージを与える。細胞に酸素や栄養素を運ぶ血液の循環も巻き添えをくらう。血管が詰まれば、認知症が加速する可能性もある。

12章

強靭な心臓

眠って「最重要臓器」を強くする

ランニングをしていても、洗濯物を干していても、自転車で買い物に出かけても、料理をしていても、本を読んでいても、泣いていても、笑っていても、私たちが何をしようと、いついかなるときにも、酸素が含まれた血液を体中に送り出すために心臓はフル回転で働いている。

酸素を届け終わって心臓に戻ってきた血液は、右心室から肺動脈を経由して肺へ送られ、そこで二酸化炭素を放出し、新たに吸い込んだばかりの酸素を取り込む。

酸素がたっぷりと含まれた血液は肺静脈を通り左心房に運ばれ、そこから左心室を介して大動脈へ入り、命の維持のために大切な酸素を全身の組織に送り届ける。

このプロセスが非常に多くのエネルギーを要することは、想像に難くない。だからこそ、心臓や血管系にとって睡眠中の回復・再生ステージは不可欠なのだ。

睡眠中「心臓のタンパク質」が入れ替わる

心臓、血管とも、睡眠中であっても完全に休むことはない。だが、睡眠の最初の2〜3時間は脈拍や血圧が下がるため循環器系の負担は軽減する。**睡眠中には、損傷を受けた心臓のタンパク質が、新鮮なタンパク質と入れ替わる**ことも研究で確認されている。

必要な睡眠が確保できないと、この修復プロセスが阻害され、心臓に負担がかかりやすくなる。心房と心室の間の連携にも乱れが見られるようになり、不整脈が生じる可能性がある。これは、脳卒中や心臓発作などの心血管疾患につながりかねない。

アメリカで行われた研究を見ると、不眠症と診断された人は睡眠障害と無縁の人に比べ、不整脈を発症するリスクが29％上昇すると示された。夜中にたびたび目が覚めることを訴える被験者も、睡眠に問題のない人に比べ、不整脈になる確率が26％高かった。

睡眠不足はさらに、循環器系に有害とされるＬＤＬコレステロールの増加、血圧および血中脂質値の上昇、そして高血糖を引き起こす可能性がある。これらはいずれも心血管疾患の発症リスクを高める要因だ。

医学専門誌『小児科』に発表された研究では、睡眠時間が短い、または睡眠の質の悪いティーンエイジャーでさえ、これらの変化が確認されたという。

Column 「夜、仕事をする人」は心血管疾患リスクが17％高い

夜間に仕事をする人は、日中に仕事をする人に比べ、心血管疾患を発症するリスクが17％高い。これは17万3000人のデータにもとづくメタ分析から得られた結果だ。

同分析では、シフト勤務を5年続けるごとにリスクがさらに7.1％ずつ増すことも示された。この結果を見れば、心血管疾患の発症に関する自身の遺伝的リスクを確認することが賢明だろう。

両親または祖父母に心血管疾患の既往歴がある場合には、就業時間が不規則な仕事はできるかぎり避けるべきだ。どうしてもシフト勤務に従事せざるをえない人は、ぜひ定期的に健康診断を受けてもらいたい。

人生の始まりから終わりまで、生涯を通して睡眠を優先させることが何より大切なのだ。

睡眠時無呼吸症候群――30秒息を止めるようなもの

心臓と血管にとくにストレスがかかるのが「睡眠時無呼吸症候群」だ。

これは睡眠中に少なくとも10秒、1時間に5回以上、定期的に呼吸が停止する疾患で、呼吸が停止している間、血中の酸素濃度は5～10％低下する。

睡眠時無呼吸症候群の重症度合は、1時間あたりの呼吸停止回数を測定し、無呼吸・低呼吸指数（AHI）と比較して算出される。なおAHIでは、1時間あたりの無呼吸・低呼吸が0～5未満を正常、5～15未満を軽度、15～30未満を中度、30以上を重度と分類している。

呼吸が停止する頻度が高いほど、また1回の停止時間が長いほど、影響も深刻になる。呼吸停止が何度も繰り返されると、体はいずれ完全に消耗してしまう。試しに、30秒間息を止めてみてほしい。

これが重度の睡眠時無呼吸症候群の患者によく見られる状態だ。全身がどれだけ疲弊するか、実感できるのではないだろうか。

血中の酸素濃度が低下すると血管系のセンサーがこれを検知し、新鮮な酸素を取り込もうと血管系は慌てて肺に血液を送り込む。さらに脳に酸素不足が伝えられる。すると脳は「大変だ、命の危機だ！」と言わんばかりに、神経刺激を介して心臓に「もっとポンプに力を入れて血液を送ってくれ！」と要請する。同時にストレスホルモンであるアドレナリンとコルチゾールを分泌し、心臓と血管に次のように指令を送る。「問題が発生した、酸素が足りない。心臓は鼓動を速めてくれ！　血管、君たちはもっと速く肺に血液を送り返すように！」

このような事態が1時間に何度も、そして毎晩のように起こると、血圧が上昇し、心血管に問題が生じかねないことは容易に想像できる。心臓は本来、夜間、しかも1時間に何度もそのような激しい「闘争・逃走反応」に対処するようには設計されていない。体内のストレスシステムが緊急出動態勢にある以上、深い眠りにはつけず、睡眠の休息・回復効果は失われてしまう。睡眠が妨げられることは体にとって真のストレスあるいは負担要因となり、朝、疲労困憊で目を覚ますことになる。

このような呼吸停止は、循環器系にとって大きな負担だ。それはまるで車のギアを1速に入れたまま、アクセルとブレーキを交互に踏んで運転しているようなものだ。どこかの時点で、モーターはとても付き合いきれないとばかりに壊れてしまうだろう。

「舌」がのどの気道を狭める

心臓と血管は強いストレスを受けることになり、長期的には、心臓病や動脈硬化、さらには脳卒中につながる可能性がある（脳卒中患者のほぼ60％が睡眠時無呼吸症候群に苦しんでいる）。

とくに危険なのは、筋肉が最も弛緩した状態にあるレム睡眠中の呼吸停止。睡眠時無呼吸症候群は通常、気道が狭くなることで起こるが、睡眠中に舌が弛緩すると気道がさらに狭くなるのだ。

深い睡眠中とは異なり、レム睡眠中は心臓のリズムも安定しない。1分間の心拍数は大きく変動し、60回、80回、50回、100回の間を行ったり来たりする。この状況で無呼吸になると、循環器系にさらに負担をかけることになる。

そのため未治療の睡眠時無呼吸症候群の人の心臓発作は、明け方や早朝の睡眠時に多く見られるレム睡眠中に起こることが少なくない。

睡眠時無呼吸症候群は、「閉塞性睡眠時無呼吸症候群」と「中枢性睡眠時無呼吸症候群」の2種類に分けられる。後者は非常に稀で、脳の呼吸中枢機能に異常が生じることで発症する。

大半のケースは閉塞性睡眠時無呼吸症候群であり、本書で睡眠時無呼吸症候群に言及する場合も、このタイプをさしている。閉塞性睡眠時無呼吸症候群の原因としては次のものが挙げられる。

過体重：首まわりに脂肪がつくことで、上気道が狭められる。上気道はとくにレム睡眠中に弛緩するため、気道のさらなる閉塞が呼吸停止を引き起こすおそれがある。

加齢：歳を重ねるとともに筋力は低下する。上気道を支える筋肉も例外ではなく、上気道を拡げる筋肉の力が弱まることで、睡眠中の気道が狭くなる。

顎：人によっては解剖学的に上顎と下顎のバランスが悪く、嚙み合わせがよくないことがある。睡眠中に舌が弛緩すると、顎の位置がよくないために舌が少し後方に落ち込み、上気道の空気の通り道が狭くなってしまう。

甲状腺機能低下症：甲状腺が甲状腺ホルモンを十分に分泌できないと、過体重のリスクが高まる。加えて、甲状腺機能低下症は舌の肥大化をともなうことがあり、上気道の筋肉の働きを妨げる可能性がある。これらすべてが、睡眠時無呼吸症候群のリスク増大につながる。

アルコール摂取量：アルコールは筋肉の弛緩をもたらすため、就寝直前のアルコールの過剰摂取は睡眠中に一時的な呼吸停止をもたらすことがある。

無呼吸にはいくつか「兆候」がある

睡眠時無呼吸症候群かどうかは、どのように判断すればよいのだろうか。ほとんどの患者は、無呼吸が続いたあとに大きく息を吸い込む音で目を覚ましたパートナーに指摘されて気づくようだ。

人口の約5％が睡眠時無呼吸症候群に悩まされているといわれるが、実際の数はもっと多いと推定される。無呼吸で目が覚めるとは限らないので、パートナーに指摘されることのない独り身の人は、症状に気づいていない可能性がある。

だが、睡眠時無呼吸症候群に悩まされていることを暗示する、誰でもチェックできる兆候がいくつかある。

Column 「いびき」で首の神経が損傷することも

（軟口蓋の振動によって生じる）いびきは確かに呼吸を妨げるものの、いびきのせいで呼吸が止まることはない。いびきをかいても、血中には十分な酸素が存在する。そのため、いびきが睡眠時無呼吸症候群の兆候とはいえない。

ただし、**上気道の筋肉の緊張維持に重要な首の神経は、いびきの振動の影響を受けるため、ときにはそれが損傷につながることもある。**

その場合は当然、閉塞性睡眠時無呼吸症候群を発症するリスクが増すことになる。

「夜十分な睡眠をとっているにもかかわらず昼間も疲労感がつきまとい、そのために絶え間なくコーヒーを飲みつづけている」「睡眠の質の悪さを補うために昼寝をしている」「ほかの人よりも長く寝ているうえに昼寝もしている」といった場合には、睡眠時無呼吸症候群を疑う価値がある。未治療の閉塞性睡眠時無呼吸症候群は、高血圧、多汗、そして夜間の頻尿をともなうことも多い。

睡眠障害の治療を目的に医師を訪れた際に、睡眠時無呼吸症候群であることが発見されるケースも珍しくない。睡眠時無呼吸症候群が疑われる場合には、医師はあらゆるリスク要因を検証したうえで、専門の睡眠クリニックを紹介してくれるはずだ。

適切な「治療」を検討する

睡眠時無呼吸症候群の治療には複数の方法がある。

最も一般的な治療法は、「CPAP」(持続的陽圧呼吸療法)である。通常鼻と口を覆うマスクを装着し、室内から取り込んだ空気に圧力を加え、これを気道に送り込むことで呼吸筋の弛緩を妨げ、安定した酸素供給を確保するというものだ。

様々な研究で、CPAP療法により睡眠時無呼吸症候群の軽減のみならず、心血管系の病気の発症リスクも低減することがわかっている。
　CPAP人工呼吸による治療を受けた睡眠時無呼吸症候群の患者は、対照群に比べ、2週間後の安静時の脈拍数がはるかに低くなることが、プラセボ対照ランダム化比較試験で明らかになっている（安静時の脈拍数が高いと、心血管疾患リ

Column「心臓手術」を受けるなら午前より午後

フランスのある研究によると、**心臓手術後の併発症は、午後に手術を受けた患者よりも午前中に手術を受けた患者に多く見られる**という。

これは心臓弁を埋め込む開心手術を受けた596人の患者の回復状況を観察した研究の考察だ。半分の患者は午前中に、残りの半分の患者は午後に心臓弁が置換された。術後500日にわたり、心不全による心臓発作や死亡など、全患者のあらゆる重大な心臓の問題が記録されている。

その結果、**午後に手術を受けた患者のほうが、午前中に受けた患者よりも、深刻な手術併発症を起こすリスクが50%低い**ことが明らかになった。

この差は何に起因するのか。その理由を探るべく、研究者たちは、両グループの患者の心臓組織の検体を採取した。分析したところ、午後に手術を受けた患者の組織サンプルのほうが収縮能力を早く取り戻したことがわかった。

検体の遺伝子検査では、睡眠・覚醒リズムに関与する287の遺伝子が、午前中に手術を受けた患者よりも、午後に手術を受けた患者でより活性化していることが確認された。これは、心臓が睡眠・覚醒リズムによって制御されていて、その自己修復の特質が午前中よりも夕方から夜にかけて効果的に機能することを示唆しているのかもしれない。

スクの増加、ひいては死亡率の上昇につながる)。
対照グループは、同レベルの睡眠時無呼吸症候群に悩んでいたが、治療を受けなかった。安静時の脈拍値の改善度合は、血圧を下げ、心房と心室の連携を改善する薬「β遮断薬」の効果にほぼ匹敵した。

睡眠時無呼吸症候群の治療のもうひとつの選択肢は「舌ペースメーカー」である。これは舌下神経を電気で刺激することで、舌の筋肉が緩んだり、睡眠時に舌が後方に落ち込んだりして気道が塞がれるのを防ぐというものだ。

なお、舌の位置が呼吸停止の理由である場合、歯科医で歯形にあった「マウスピース」を作ってもらうことで、睡眠中の舌の後退を阻止できる可能性もある。

「仰向け寝」はよくない——ボールで「寝る姿勢」を変える

これは健康状態に問題がなければという前提だが、睡眠時無呼吸症候群の人は仰向けで眠ることはできるかぎり避けたほうがいい。仰向けの姿勢は、横向きやうつ伏せに比べ気道が圧迫されるため、睡眠時無呼吸症候群をさらに悪化させる可能性がある。

「ボール」と「Tシャツ」でいい寝姿勢に

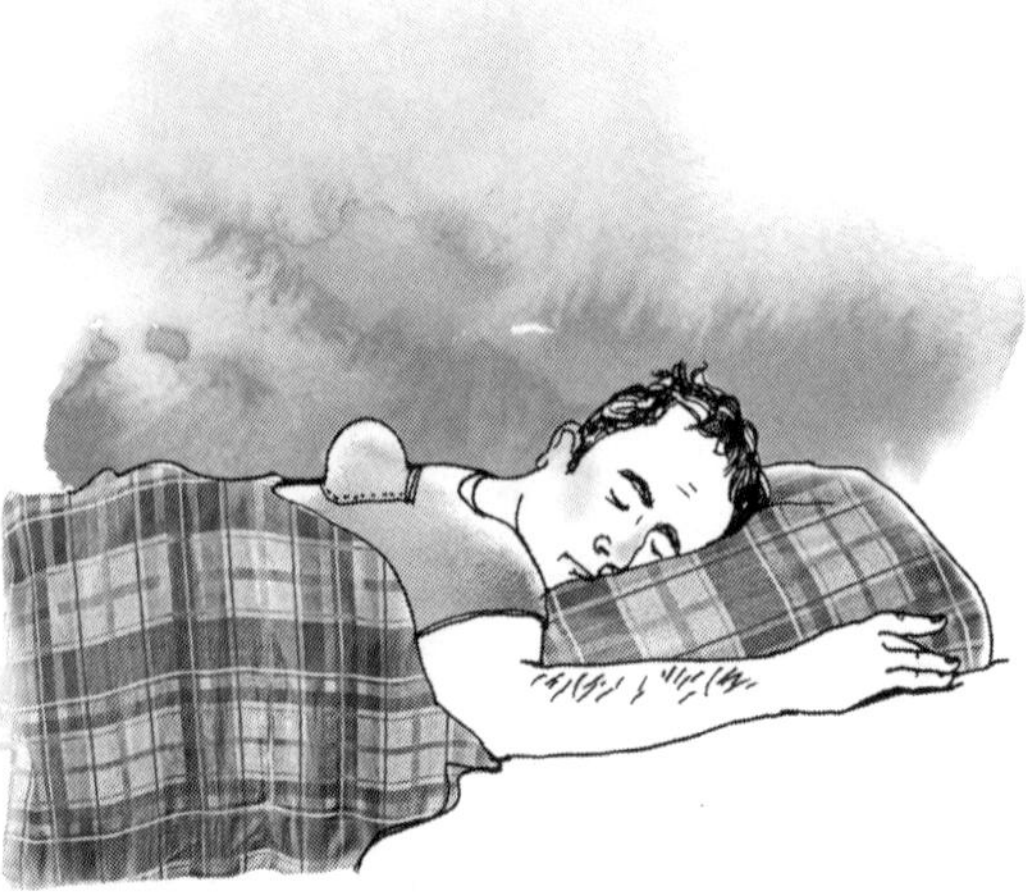

睡眠中の習慣を変えることはけっして容易ではないが、仰向けに寝返りを打たないようにするための簡単なトリックを紹介しよう。用意するものは、胸ポケットがついたTシャツとテニスボールだ。

胸ポケットにテニスボールを入れて、ポケットを縫い閉じる。Tシャツを後ろ前に着て眠ろう。テニスボールのせいで寝心地が悪いため、自然と仰向けの姿勢を避けることができる。

「夜中の食事」で心臓回復が進まない

先に言及したように、損傷を受けた心臓のタンパク質は睡眠中に新鮮なタンパク質に新しく置き換えられる。少なくとも、アラバマ大学で行われた動物実験がそれを示している。

これは、心臓の健康に睡眠が非常に重要であるひとつの説明となるのではないだろうか。ちなみに、同実験では動物たちに夜中に食べ物を与えると、このメカニズムが機能しなくなることも突き止めている。

動物実験の結果が人間にも当てはまるとしたら、**本来睡眠をとるべき時間帯に食べ物を摂取すると、心臓の再生能力が損なわれる**ことを意味する。このことが、インターバル・ファスティングが心血管疾患リスクの低減に寄与する理由なのかもしれない。

ただし、心臓の再生に直接的に貢献するのは睡眠か、それとも断食か、断食の効果は夜だけなのかなど、まだ多くの疑問が残っている。

「こんな人」はメラトニンの投与を考えて

入眠ホルモンであるメラトニンは、強力な抗酸化作用をもつ。

睡眠中の体の心拍数と脈拍数を低いレベルに保ち、それによって望ましい回復効果を引き出すためにも、メラトニンが必要となる。

夜間のメラトニン値が低い高血圧患者は、メラトニン量が十分な人に比べ、脈拍と血圧を下げる効果が得られないことが判明している。β遮断薬を服用する患者は、メラトニン分泌が低下していることが多く、夜よく眠ることができず、心臓が夜間に十分に再生できないこともわかっている。

これらの患者に関しては、就寝前のメラトニン投与を検討する価値があるかもしれない。

あとがき

睡眠が健康に与える影響の重要性に関する研究から、すでに多くの興味深い知見が得られている。それらの知見は、質のよい睡眠を確保することが、少なくとも運動や健康的な食事と同じぐらい大切だと、はっきりと示している。感情面から循環器系に至るまで、睡眠が私たちの生活、ひいては人生全体に及ぼす肯定的な効果は計り知れない。だからこそ、この示唆に富んだ知識をあなたと共有することが、何より重要だった。

その一方で、何度繰り返しても強調し足りないことがひとつだけある。もしこの本を手に取っているあなたが睡眠障害に悩んでいるのなら、けっして自分にプレッシャーをかけたり、自分を追い込んだり、置かれた状況をうらめしく思ったりしないでほしい。

人生の中でよく眠れない時期があることは、誰もが知っているし、経験している。冷静に受け止めて、ありのままを受け入れるのが一番だ。睡眠が足りないと心配するほど、体はコルチゾールを多く分泌し、眠りにつくのがますます難しくなる。そして何より、休息につながる深い睡眠に入るのが困難になる。

熟睡できないと、「眠らないと、がんや過体重、アルツハイマー病になってしまう。お先真っ暗だ」といった考えに苦しめられるかもしれない。

だが、このことはつねにほかのリスク要因との関連で考えなければならない。人生の長い期間にわたり質のよい睡眠がとれないと、アルツハイマー病と診断されるリスクが50%上昇するのは、実際そのとおりだ。しかし、どのような確率から50%増しなのか、基準となる数字を明確にする必要がある。

あなたがアルツハイマー病を発症しうる元の確率から50%増であり、その確率は人によってばらつきがある。家族にアルツハイマー病を患った人がいるか、どのような食生活か、どのくらい運動をし、普段の生活でどの程度体を動かしているかによって変わってくる。喫煙習慣や人づきあいの程度も影響する。

言い換えれば、全体像が大事なのだ。

本書を執筆したのは最新の睡眠研究について、そして人生における睡眠の大切さを伝えたかったからだ。だがあわせて、睡眠は健康的な生活を送るための多くの礎のひとつに過ぎないことも指摘しておきたい。

ベッドに入り、すべての明かりを消して、寝室を暗く涼しく保ち、それでもなお寝つけないときは、そのまま静かに横になって過ごそう。2分おきに時計を確認する代わりに、ベッドにゆったりと横たわっている時間は価値ある充電の時間だと理解しよう。赤ん坊のように安眠することができないとしてもだ。

もちろん、夜の睡眠は心身にとって最上の休息だ。しかし、たとえ眠れなくても、暗闇の中でただ横になって休んでいるだけで、体と心には恵みの時間だ。

明かりはつけず、スマホの電源を切ったまま（そもそも寝室に持ち込まないのがベスト）、くれぐれもキッチンに行って冷蔵庫を漁ったりしないように。さもなければ、メラトニン値が下がり、消化管は夜が明けたと勘違いし、よけいに寝つけなくなってしまう。

暗闇の中に横たわっていれば、脳は外部の大方の情報から遮断され、ゆっくり休める。最適でなくとも、ある程度の休息をとることはできるはずだ。

そして、仮に前の日の夜、満足に眠れなかったとしても、朝の起床後には、太陽の光を目で受けて、コーヒーを1杯飲み、しっかり朝食をとり、体内時計と睡眠・覚醒リズムを整えよう。

本書で重ねて書いてきたように、適切に調整された体内時計は健康と幸福をもたらしてくれる。正しいペースを刻む体内時計は、たとえば、夕方から夜にかけてメラトニンが分泌されるように働きかける。メラトニンは、夜の前半において、血圧と脈拍の低下をうながし、それにより循環器系の再生に貢献する。

だが、体内時計を安定させることで得られる一番の効果は、なんといっても長期的な睡眠の改善だ。何度書いても書き足りないが、質のよい睡眠、そして真の健康と幸福は「24時間の仕事」であることを覚えておいてほしい。

もうひとつ忘れてはならないのは、睡眠障害は、基礎疾患の結果である可能性もあることだ。

甲状腺機能低下症、慢性的な痛み、睡眠時無呼吸症候群といった未治療の病気が睡眠の問題をもたらすこともある。

睡眠・覚醒リズムを安定させようといくら努力しても睡眠障害や日中の疲労感がとれない場合は、ためらわず医師に相談してほしい。

クリスティアン&ミンナ

日本語版だけの巻末付録

「日付変更線」をまたぐ時差ぼけの対処法

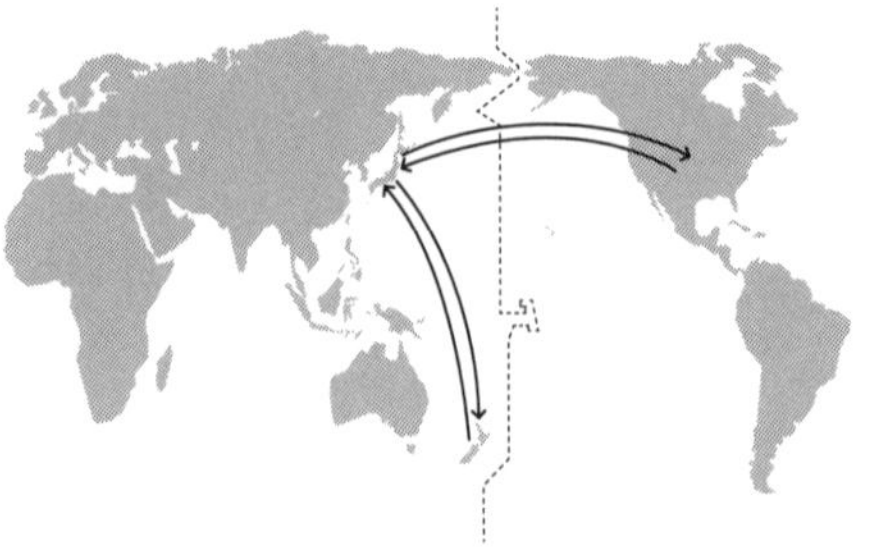

西に向かって旅をし、同じ日に到着する場合、1日を（24時間を超えて）延長しなければならない。これは私たちの体内時計にとって、東に向かって移動する場合にくらべて、間違いなく簡単だ。東へ移動すると、体内時計は目的地において本来よりも「短い1日」に適応しなければならない。視交叉上核、つまり、体の機能を外部の昼夜サイクルに同期させる脳内のマスタークロックは、東への旅行に際して反応が鈍くなること、西への旅に比べ、明らかに長い回復時間を必要とすることがわかっている。

目的地が日付変更線を越えない範囲にある限り、これと同じ原則が日本にも適用される。だが日付変更線を越えるとき、たとえば日本からアメリカに旅する場合などは、時差ぼけ軽減のために異なる対処法が必要になる。

シナリオ1　日付変更線を越えて東へ向かうフライト

仮に、東京からアメリカ中西部・カンザス州トピカへのフライトが17時間かかるとしよう。東京はトピカよりも14時間進んでいるため［サマータイムの例。スタンダードタイム期間は15時間］、東京の現地時間、午前8時（トピカの現地時間は前日の18時）に出発する場合、トピカに到着するのは同じ日の午前11時（日本の現地時間は翌日の1時）となる。

このケースでは、旅行者は1日を延長する必要がある（ここでは、夜21〜22時に就寝すると仮定）。時差ぼけを軽減し、トピカの昼夜サイクルに体内時計を同期させるにはどうすればよいか？

フライト中は一貫して、専用メガネなどブルーライトをブロックするツールを用いるのもよいだろう。到着後は、できる限りたくさんの太陽光を浴びるべきだ（太陽光は、今は昼間だということを体内時計に知らせる強力なシグナルとなり、現地の昼夜サイクルへの体内時計の同期を加速させるのに役立つ）。加えて、現地時間の夜20〜21時頃に0・5〜1ミリグラムのメラトニンを服用することもできる。翌日は午前中、とくに起床後に日光を多く浴びるようにする。夕方から夜にかけては、人工的な光を避けよう。

食事は、現地時間に合わせて、朝食、昼食、そして早めの夕食をとること。日中は、積極的に体を動かそう。夕食以降は、激しい運動は避け、体を休め、食べ物を口にしないこと。これらの対策はすべて、体内時計を現地の昼夜サイクルに適応させるのに役立つはずだ。

シナリオ2　日付変更線を越えて西へ向かうフライト

カンザス州トピカから東京へのフライトが、17時間だと仮定する。東京はトピカより14時間進んでいるため、現地時間の午前8時（東京の同日22時）にトピカを出発した場合、東京には翌日の15時（トピカの現地時間は1時）に到着することになる。シナリオ1と同様に、旅行者は1日を延長する必要があるが、延長時間はシナリオ1ほど長くない（東京から東へ向かいトピカへ移動する場合と比較して、この場合の延長時間は4時間少ない）。

時差ぼけを軽減し、トピカの昼夜サイクルに適応させた体内時計のリズムを東京の昼夜サイクルに戻すにはどうすればよいか？　シナリオ1の提案を参照してほしい。

シナリオ3　日付変更線を越えずに東へ向かうフライト

仮に、東京からニュージーランドのオークランドへのフライトが12時間かかるとする。東京はオークランドよりも3時間遅れているため［サマータイム中。スタンダードタイム期間は4時間の時差］、東京の現地時間、午前8時（オークランドの現地時間は11時）に出発すると、オークランドには同日23時（東京の時間は20時）に到着する。このケースでは、旅行者は1日を短縮する必要がある。予定出発時刻の3時間前（東京時間5時まで）に30〜60分間、ブルーライトを発するデバイスを使用してもよい。フライト中、着陸前の3〜4時間はブルーライトを遮断（!!!）するメガネを使用し、目的地に到着後も人工的な光はなるべく浴びないようにすること。さらにフライト中、東京時間の17〜18時（オークランド現地時間の20〜21時）に、0・5〜1ミリグラムのメラトニンを摂取してもよい。

これらの対策はすべて、体内時計の針を前に進めるのに役立ち、早い時間帯に眠気を感じるようになる。

シナリオ4　日付変更線を越えずに西へ向かうフライト

ニュージーランドのオークランドから東京へのフライトが、12時間だと仮定する。東京はオークランドよりも3時間遅れているため、オークランドの現地時間、午前8時（東京の現地時間は午前5時）に出発すると、東京には同日17時（オークランドの現地時間は20時）に到着することになる。このケースでは、旅行者は1日を延長する必要が生じる。

出発前の数時間やフライト中は、メガネなどのブルーライト遮断デバイスを使用することを勧めたい。さらに、フライト中、オークランド時間10～11時（東京の現地時間7～8時）に、0・5～1ミリグラムのメラトニンを摂取することができる。朝のメラトニンは、体内時計の針を遅らせる効果をもつためだ（体がその日の夕方から夜にかけて遅いタイミングで、生物学的な夜の始まりを告げるメラトニンを放出することを意味する）。

到着したら、明るい人工的な光（ブルーライトを発するデバイスなど）を浴びたい。これらの手段はすべて、体内時計の針を遅らせるのに役立ち、眠気がより遅い時間帯に訪れるようにしてくれる。